Hans Georg Brecklinghaus

Handbuch für STRUKTURELLE INTEGRATION

Band 5

UMGANG DES BEHANDLERS MIT SICH SELBST

VORGESPRÄCH, NACHGESPRÄCH, FOTOS

KRANKHEITEN UND SYMPTOME

SCHWANGERSCHAFT UND GEBURT

STRUKTURELLE INTEGRATION MIT KINDERN UND JUGENDLICHEN

Lebenshaus Verlag

2., überarbeitete Auflage 2007

ISBN 978-3-932803-09-3

Lebenshaus Verlag, Gundelfingen
Herstellung: Books on Demand GmbH, Norderstedt

ÜBER DEN AUTOR

Hans Georg Brecklinghaus (Dipl.Päd.)

Certified Advanced Rolfer™ und Rolf Movement Lehrer. Praktiziert Rolfing - Strukturelle Integration seit über 20 Jahren in eigener Praxis in Freiburg i.Br. und Karlsruhe. Zusatzausbildungen in Craniosacraler Therapie, Viszeraler Manipulation und Fortbildung in Somatic Experiencing (Traumaarbeit nach Dr.Peter Levine). Langjährige Lehrtätigkeit. Autor verschiedener Aufsätze in Fachzeitschriften und mehrerer Bücher.

Anschrift:

Stadtstrasse 9a
D - 79104 Freiburg
Tel.: (0761) 42793 & 286866
e-mail: hgbreck@online.de
www.rolfing-praxis.de

Inhalt

Vorwort

Das *Handbuch für Strukturelle Integration (SI)* ist auf ca. 10 Bände angelegt, die in unregelmäßigen Abständen erscheinen. Bislang erschienen sind der hier vorliegende fünfte Band sowie Band 1.

Das Gesamtwerk wird die unterschiedlichsten Themen enthalten: Praktisch-theoretische Voraussetzungen von SI; Wahrnehmen von Struktur- und Bewegungsmustern; Prinzipien, Strategien und Techniken; Berührungsqualitäten; die 10 Grundsitzungen nach Dr. Ida Rolf; Bewegungsschulung; geistig-seelische Aspekte der Arbeit und des Umgangs mit Klienten; Schock und Trauma.

Der vorliegende Band beinhaltet SI mit Kindern, Krankheiten und Symptome, SI während und nach der Schwangerschaft, den Gebrauch des eigenen Körpers durch den/die Behandler(in) und wie Behandler für sich sorgen können sowie Vor- und Nachgespräche mit Klienten.

Diese Neuauflage von Band 5 enthält Ergänzungen, Korrekturen sowie eine etwas benutzerfreundlichere Gestaltung der Gliederung.

Das Handbuch ist bestimmt für *Structural Integrators*, d.h. für alle Praktizierenden der Methode, die im letzten Jahrhundert von Dr.Ida Rolf entwickelt worden ist. Neben dem *Rolf Institute of Structural Integration* sind in der Zwischenzeit eine Reihe weiterer Schulen/Methodenvarianten entstanden, die sich dem Erbe von Ida Rolf verpflichtet fühlen, z.B. die *Guild of Structural Integration (GSI)*, die *Deutsche Gesellschaft für Strukturelle Integration (DGSI)*, *Hellerwork*, *Soma*, *Kinesis-Myofascial Integration*.

Das Handbuch basiert auf im Laufe von Jahrzehnten gesammelten praktischen Erfahrungen, angereichert durch das Wissen anderer Kolleg(inn)en und diverse Literaturquellen. Die Themen sind nicht erschöpfend abgehandelt, sicherlich finden sich auch Irrtümer. Darüber hinaus handelt es sich um eine Momentaufnahme, da sich unser Wissen und Können ständig weiterentwickelt und korrigiert.

Das Handbuch ist kein Lehrbuch im klassischen Sinne, sondern eine Art Arbeits- und Nachschlagebuch. Davon ist auch der inhaltliche Aufbau bestimmt. Daher sind die Themen so angeordnet, dass sie unter Benutzung der Inhaltsverzeichnisse und der Querverweise schnell auffindbar sind. Außerdem habe ich manchmal Wiederholungen in Kauf genommen, damit man nicht ständig hin und her blättern muss. Es ist unvermeidbar, dass mancher Begriff oder praktische Hinweis einigen Leser(inne)n zunächst unklar bleiben wird, weil das nötige Zusatzwissen thematisch Inhalt der vorherigen oder der später erscheinenden Bände ist. Natürlich bestimmt auch der individuelle Erfahrungs- bzw. Wissenshorizont des einzelnen Lesers die Verwertbarkeit des Gebotenen mit.

Der Klarheit wegen möchte ich darauf aufmerksam machen, dass Behandlungshinweise und Techniken im umfassenderen ganzheitlichen Kontext des Prozesses Struktueller Integration zu sehen sind. Sie sind also „nur" als Ergänzungen und Hilfen bei diesem Prozess gedacht und nicht als „Fix it"-Anleitung.

Zu einigen Themen habe ich für diejenigen SI-Praktizierenden, welche gleichzeitig als Arzt oder Heilpraktiker tätig sind, ergänzend homöopathische Mittel angegeben. Diese Empfehlungen beruhen auf der Erfahrung von Naturheilärzten.

Um den Textfluss nicht unnötig durch Formulierungen wie Klient/Klientin oder BehandlerIn zu stören, benutze ich männliche und weibliche Wortendungen abwechselnd. Dort, wo explizit Frau oder Mann gemeint ist, geht dies aus dem jeweiligen Kontext hervor.

Rückmeldungen zu Inhalt und Form dieses Handbuches sind vom Autor sehr erwünscht.

Hans Georg Brecklinghaus

Umgang des Behandlers mit sich selbst

Inhalt

I. Gebrauch des eigenen Körpers

Die Haltung des Behandlers ist gleichzeitig Botschaft an den Klienten (**Kommunikation** von Körper zu Körper).

Nicht „posieren", sondern **Haltung leben**, sein.

Sich selber **weiten** in der Gegend, in der man bei der Klientin arbeitet.

In die Gegend bei sich selber **atmen**, in der man beim Klienten arbeitet.

Eigenen Körper in **Bewegung** halten. Das erhöht die Reaktionsfähigkeit des Klienten.

Vom eigenen **inneren Raum** her arbeiten:
- sich immer wieder innerlich zentrieren
- entspannt bleiben
- Augen lasssen Bilder von außen passiv hereinkommen

Genügend **Abstand** zum Klienten.

Aus Gründen der Kraftübertragung, für die Integrität der eigenen Körperstruktur und zur Schonung der eigenen Gelenke den Körper zur **Kraftrichtung** hin ausrichten.

Mit dem **Eigengewicht** arbeiten, ohne die eigene **Stabilität** und **Beweglichkeit** zu verlieren.

Vorbeugen in der Art des faltenden Bückens (aus der Hüfte heraus beugen, indem Sitzknochen nach hinten gehen, während Knie beugen).

Dabei **Bauch** nicht verkürzen/einziehen, **Rumpf** lang lassen, **Brustbein** etwas nach vorn gehen lassen bzw. **Verbindung der Arme zur Wirbelsäulenvorderseite** spüren (Anterior Convex Midline Of The Trunk)

„Gegendruck", der vom Klientengewebe kommt, **über** Arme und **Scapulae in Mid thoracic hinge leiten** (statt über Arme in Hals/Nacken)

Unterstützung von unten, also von Füßen bzw. im Sitzen vom Becken her. Stehendes Arbeiten: Füße versetzt stellen.

Aufstehen und Veränderung der Körperhaltung vom Boden her, ohne Kontakt mit Klient zu verlieren. Füße rollen gegebenenfalls ab.

Gelenke offen halten, also weder durchdrücken noch beugen, sondern locker gestreckt bzw. leicht gebeugt lassen.

Hand bei tiefer Arbeit leicht runden. Das erhöht die Sensibilität der Hand und fühlt sich für Klienten angenehmer an.

Fußgelenke locker lassen. Das ist wichtig für Atmung und Lebendigkeit.

Unterarm-Hand-Finger in einer Richtung halten.

Bei zur Faust geschlossener Hand sollte sich der **Daumen** <u>neben</u> den gekrümmten Fingern befinden und nicht abgespreizt werden.

Ellbogenarbeit mit <u>offener</u> Hand. Scapula dabei hinten lassen.

Ungünstig	Günstig
<u>Körper nur sagittal orientiert mit eingeengtem Fokus</u> *Folgen:* Latissimus dorsi u. LWS verkürzen; Unterarm ist in Pronation fixiert; Torsion im Zwerchfell	<u>auch periphere Raum-Orientierung und frontale Ebene wahrnehmend</u>

Ungünstig	Günstig
<u>Wirbelsäule starr</u> *Folgen:* Latissimus dorsi u. LWS verkürzen; Unterarm ist in Pronation fixiert; Torsion im Zwerchfell	<u>Wirbelsäule in Bewegung halten</u>

Ungünstig	Günstig
Druck nur von Füßen und Boden her	Direkte Verbindung zwischen Hand und Fuß fühlen und gleichzeitig Boden durch Füße spüren
Folgen:	*Folgen:*
Behandlerin verliert Gleichgewicht,	Behandlerin behält Gleichgewicht;
hängt auf dem Klienten (Grenzverlust)	es gibt eine klare Grenze zwischen Behandler und Klient;
und ist im „Machen"-Modus	Behandler ist im „Seins"-Modus

Ungünstig	Günstig
Behandler drückt mit Arm	Behandler drückt mit Haut der Hand als Teil des Core/der Line. Die Hand beginnt die Bewegung
Folgen:	*Folgen:*
Pect. maj./min. kontrahieren und Schultern gehen nach vorn	Pect. maj./min. bleiben frei und bleiben in Frontalebene
Brustkorb ist nach hinten geschoben und hängt durch	Brustkorb ist so weit vorn, dass Rumpf in Extension gehen kann
Serratus ant. arbeitet nicht	Serratus ant. arbeitet
Scapula wird nicht mehr medial gehalten	Scapula bleibt in stabiler Position
Trapezius zieht Scapula hoch (führt zu Schulterproblemen) und obere BWS wird nach anterior gedrückt	Trapezius bleibt entspannt und obere BWS bleibt in Position

II. Für sich sorgen

Allgemein

Gut für sich selbst zu sorgen ist nicht nur für die geistig-seelische und körperliche **Gesundheit des Practitioners** unverzichtbar, auch die **Qualität seiner Arbeit** hängt entscheidend davon ab.

In Kontakt mit sich selber kommen und bleiben: Sitzen und atmen. Entlang der Rückseite der WS aufwärts einatmen bis zur Kopfspitze. Entlang der Vorderseite der WS abwärts ausatmen bis ins Steißbein. Dabei a) den Atem beobachten bzw. spüren, b) Gefühle, Bilder und Körperempfindungen wahrnehmen.

(Dr. Peter Levine)

Energetische und geistige Reinigung:

- **Mitunter spürt eine Behandlerin Schmerzen, die die Klientin in einer Körpergegend hat, im eigenen Körper.** Dies ist eine wertvolle diagnostische Fähigkeit, die auf **Resonanz** beruht. Es ist jedoch wichtig, dass ein Behandler sich später davon freimacht durch Reinigung.
- Gegen **schädliche Schwingungen** des Klienten eine Hülle weißen Lichts visualisieren, die den Behandler umgibt. Die Hülle sollte eine Dichtigkeit haben, die fördernde Schwingungen vom Behandler zum Klienten noch durchlässt. Im schlimmsten Fall eine massive Energiewand vor sich visualisieren. Oder der Behandler konzentriert sich auf das, was er an der Stelle des körperlichen Kontakts physisch wahrnimmt.
- **Energetisch „dicke Luft"**: Öllämpchen mit ätherischem Öl, z.B. von Zitrusfrüchten.
- **Kristalle im Behandlungsraum** ziehen „schlechte" Energie an. Man reinigt die Steine wieder, indem man sie über Nacht in eine Schüssel mit Quellwasser und einem Teelöffel Meersalz legt.
- Nach jeder Behandlung **viel trinken** und die **Unterarme/Hände** mit kaltem Wasser **abspülen**.
- **„Schlechte" Energien und negative Gedanken**, die vom Klienten (oder vom Behandler selbst) kommen, vertreiben, indem Behandler mit starkem Gefühl und starker Intention in die Hände klatscht. (Byron Gentry, Geistheiler)

Typische Schwierigkeiten und der Umgang mit ihnen

Probleme:

- Ineinandergeschobene Finger (Teleskopfinger), Verengung der Handinnenfläche
- Verdrehte und abgebogene Finger
- Wehe, empfindliche Finger, Hände und Ellenbogen
- Kompression und Kollaps der Clavicula-Gegend
- Verschiebung von C 6 und des lumbodorsalen Übergangs
- „Knistern" in Schultergelenken
- Fibrose im Trapezius
- Psoasverkürzung
- oberflächliche Atmung
- Tunnelblick
- zu ernst werden

Lösungen:

- Siehe *Gebrauch des eigenen Körpers,* S.4 ff.
- Finger lang ziehen und geradedrehen
- Mit Zeigefinger und Daumen der einen Hand von beiden Seiten her den Gelenkspalt des jeweiligen Fingergelenks aufdrücken und Gelenk scharnierartig beugen und strecken (erweitert komprimiertes Gelenk)
- Handinnenflächen dehnen
- Rolf-Armübungen für Weite im Brustbereich
- Wehe Hände für 20 Min. in eine Schale mit Apfelessig tauchen.
- 2½ Pfund Magnesiumsulfat in ein heißes Bad geben. 30 Min. baden, dann Bettruhe

Vorgespräch, Nachgespräch, Fotos/Video

Inhalt

I. Vorgespräch

Allgemein

Kann Charakter eines **„Spontanberichts"** haben **oder** als **„Lenkbericht"** geführt werden.

Der **erste Eindruck** ist oft richtig, aber man sollte immer offen dafür sein, dass Veränderungen der Beteiligten und der Beziehung möglich sind.

Das Gespräch definiert die Beziehung, klärt und strukturiert sie. Die **Art/Qualität einer Beziehung** entscheidet sich oft bei der ersten Begegnung, aber Veränderungen bleiben immer möglich.

Das Gespräch kann dem Klienten **Vertrauen** und **Geborgenheit** vermitteln. Auf ausgesprochene oder in Aussagen/Fragen mitschwingende **Befürchtungen** oder **Einstellungen** ist einzugehen.

Das Gespräch gibt der Behandlerin wertvolle **Informationen** und ist auch Gelegenheit für die Klientin, **Fragen** zu stellen.

Erwartungen und Anforderungen beider Seiten können geklärt werden. Je größer die **Übereinstimmung der Intentionen und des Erwartungshorizontes** an eine gemeinsame Arbeit sind, desto effektiver wird diese sein.

Während des ganzen Gesprächs:

- Vom Klienten bevorzugten Wahrnehmungs- und Kommunikationskanal (kinästhetisch, visuell, auditiv, analytisch) in der Wortwahl ermitteln und nutzen (s. Handbuch 1)
- Auf Analogien achten und das Unausgesprochene erfühlen
- Körperhaltung u. Körpersprache (s. Handbuch 1) sowie Atmung u. vegetative Reaktionen beachten (bei Klientin und sich selbst)
- Was spüre ich als Behandler bei mir: Fremdheit, Vertrautheit, Ablehnung, Zuneigung?
- Klienten anschauen (aber nicht fixieren)
- Keine Monologe von Seiten des Behandlers
- Einstellung und Wortwahl: nicht-wertend, anerkennend, einfühlsam.
- Individuelles und situationsgerechtes Vorgehen in bezug auf das Was und Wie von Fragen, Hinterfragen und Problematisieren.

Inhalte

Motivation/Erwartungen für Behandlung:

- Eventuell gibt es Motivationen hinter Motiven.
- Bei der Schilderung der Symptome die analoge geistig-seelische Ebene mithören.
- Bestimmte Erwartungen sind u.U. zu problematisieren (z.B. Schönheitsvorstellungen wie Flachbauch) und – falls es jetzt für den Prozess nicht zu früh ist – auf falsche Denkkonzepte hinweisen.
- Gegebenenfalls auf Möglichkeit seelischer Prozesse hinweisen.
- Gegebenenfalls darauf hinweisen, dass SI keine Symptombehandlung im schulmedizinischen Sinn ist.
- Gegebenenfalls die Grenzen der Methode benennen und auf Alternativen oder Ergänzungen zu SI hinweisen. Besonders für SI-Praktizierende ohne Heilberechtigung gilt: Im Zweifelsfall lieber auf einen möglichen Klienten verzichten als Risiken eingehen.
- Gegebenenfalls auf nichtlineare Entwicklung des SI-Prozesses und auf Integrations-Krisen hinweisen.
- Eigenverantwortung ansprechen.

Krankengeschichte und Unfälle:

- Auch Zahn- u. Kieferbehandlungen abfragen.
- Dezidiert fragen nach Entzündungen, Bindegewebserkrankungen, Autoimmunerkrankungen, Gesichtslähmungen, Arteriosklerose im Hals oder der Abdominalaorta, Aneurysmen, Osteoporose. Siehe *Kontraindikationen* im Kapitel *Krankheiten und Symptome auf* S.28 f.
- Auch Unfälle ohne sichtbare Verletzungen können durch nachhaltige Folgen in bezug auf Struktur, Haltung, Bewegung und Traumatisierung relevant sein.
- Was war im Leben, in der Familie, in der Umgebung des Klienten los während bzw. vor der Erkrankung oder dem Unfall?
- Familiengeschichte in bezug auf Krankheiten und Unfälle. Familienkarma.

Operationen und mögliche Folgen (körperlich-seelisch)

Wie war Geburt?

Medikamentös eingeleitete Geburt? Nabelschnur um den Hals? Zangengeburt? Kaiserschnitt? Saugglocke?

Verdauung
Viscerale Probleme? Vegetative Dysfunktionen?

Blutdruck
Evtl. vegetative Ursachen, Stress usw. Während Sitzung berücksichtigen.

Hat Frau Kinder geboren?
Gesundheitliche Komplikationen während der Entbindung? Nachwirkungen in Form eines geschwächten Beckenbodens? Bei vielen Frauen hat dies Folgen für die Sexualität (und damit für Beziehung mit Mann) oder resultiert in Inkontinenz.

Menstruationsprobleme?
Regelmäßig? Prämenstruelles Syndrom? Schmerzen (ob, wo, wie)?

Kontraindikationen abklären (lassen)
Mehr zu Kontraindikationen: Siehe *Kontraindikationen* im Kapitel *Krankheiten und Symptome* auf S.28 f.

Rechts- od. Linkshändig?
Dazu mehr im Kapitel *Krankheiten und Symptome* auf S.117 f.

Medikamente/Drogen
- Psychopharmaka schwächen die Ich-Kräfte und behindern die Reorganisationsfähigkeit des Bindegewebes. Sie sollten ohne Rücksprache mit dem behandelnden Arzt jedoch nicht abgesetzt werden.
- Kortison setzt Geschmeidigkeit des Bindegewebes herab und kann außerdem zu Osteoporose führen.
- Schilddrüsenpräparate erschweren strukturelle Veränderungen und sollten nach Si-Prozess auf Dosierung überprüft werden.
- Drogengebrauch ist eine sehr ungünstige Ausgangsbedingung, weil Drogen die Wahrnehmung verändern und die Ich-Kräfte schwächen.

Traumata (seelisch und körperlich)
Mit Vergessen, Leugnung oder Verharmlosung rechnen. Deshalb dezidiert nach Krankenhausaufenthalten, Amnesien, Bewusstseinsverlust fragen.

Resourcen/Stärken

körperlich, seelisch, soziales Umfeld, Tätigkeit/Beruf, Hobby usw. Resourcen können beim Umgang mit traumatischen Reaktionen genutzt werden.

Schlaf

Tief und ununterbrochen oder oberflächlich und störanfällig. Die Antwort kann Aufschluss über Gestimmtsein des Vegetativums geben.

Spirale

Wenn ja, sollte Frau nach 4., 5. und 6.Sitzung überprüfen, ob diese noch richtig sitzt.

Schwangere

Falls Frau schon mal eine Fehlgeburt hatte, besteht die Gefahr einer erneuten Fehlgeburt bei Schwangerschaft während des SI-Prozesses. Siehe Kapitel *Schwangerschaft und Geburt* auf S.146 ff.

Ernährung

- Bei Vegetariern genügende Eiweißzufuhr gewährleistet?
- Fasten während der SI ist nicht so günstig. Wenn doch gefastet wird, beachten: das Bindegewebe reagiert schneller auf Interventionen, Klient ist sensibler für Schmerz und für aufkommende Gefühle.

Trinken

Generell für Gelenke und Stoffwechsel wichtig. Während des SI-Prozesses besonders, da Stoffwechsel angeregt wird. Bei Herzinsuffizienz und bei Nierendysfunktion nicht so viel trinken.

Bewegung

- Sport, Tanz, Alltag. Frage ist relevant in bezug auf Struktur und Haltung sowie auf Bewegungsarbeit der SI.
- Krafttraining oder bestimmte (Sport-)Aktivitäten gegebenenfalls thematisieren und eventuell hinterfragen.

Wie erlebt die Person ihren Körper? Welches Verhältnis hat sie zum eigenen Körper?

- Welche Körpergegenden werden als positiv (schön, kompetent, sich dort wohlfühlend, geschickt usw.) erlebt? Dies können wichtige Resourcen sein. Welche Körpergegenden sind für die Wahrnehmung eher unzugänglich („weiße Flecken auf der Landkarte")?

- Klient könnte seinen Körper vor und nach SI zeichnen/malen. Interessant: Was ist betont? Was fehlt? Letzteres sind oft die Gegenden, die als angespannt, unkomfortabel, unästhetisch empfunden oder gar nicht wahrgenommen werden.
- Klient kann seinen Körper befragen: Wo fühlst du Wärme, Vergnügen usw.? Wo fühlst du Schmerz, Unwohlsein usw.? Wo fühlst du Spannung?

Biografie

In welcher Biografie-Phase befindet sich Klient? Wohin will das höhere Ich des Klienten sich entwickeln? Wenn Behandlerin mit dem Biografie-Konzept aus der anthroposophischen Menschenkunde vertraut ist, kann sie auf diesen für Motivation und Symptomatik wichtigen Punkt eingehen. (Siehe *Literatur* auf S.23)

Lebensumstände (Familie, Freunde, Beruf)

- Zufriedenheiten, Unzufriedenheiten. Antworten enthalten u.U. Relevantes in bezug auf die Ziele der SI und den Prozess.
- Klient sollte in seinen Lebenszusammenhängen wenigstens eine Person haben, die ihn notfalls seelisch unterstützen kann während des SI-Prozesses.

Bei Kindern und Jugendlichen

Zimmereinrichtung, Beziehung zu Eltern, Lehrern, Geschwistern, Freunden. Siehe auch Kapitel *SI mit Kindern und Jugendlichen* auf S.149 ff.

Gegenwärtig in **Psychotherapie?**

Verträgt sich Therapiemethode mit SI? Darauf achten, dass Si-Prozess die Therapie ergänzt, aber SI-Behandlerin und Psychotherapeutin nicht gegeneinander ausgespielt werden.

Therapieerfahrung?

Falls Klient ein Therapie„hopper" ist: Ursachen herausfinden und angemessen damit umgehen.

Gegenwärtig noch andere Körperverfahren wie Physiotherapie, Osteopathie, Alexandertechnik, Bioenergetik usw.?

- Andere manuell arbeitende Verfahren sind während SI in der Regel nicht günstig. Die verschiedenen Behandler können schlecht einschätzen, was von was kommt.
- Bewegungsarbeit/Physiotherapie einerseits und SI andererseits vermitteln Klienten u.U. sich widersprechende Informationen, Empfehlungen oder Übungen.

Schmerz während der Behandlung und Umgang mit diesbezüglichen und anderen persönlichen **Grenzen** (der Berührung) ansprechen.

Hinweise für bestimmte Berufsgruppen:

- Menschen, deren berufliche Tätigkeit viel mit einer bestimmten Präsentation des Körpers zu tun hat (Sportler, Tänzer, Models usw.), sollten unmittelbar nach einer Sitzung nichts tun, was zuviel Aufmerksamkeit von inneren Prozessen abzieht und stattdessen auf die Präsentation lenkt.
- Bei Tänzern, Sportlern, Schauspielern sollte SI in der Regel nicht in die Zeit von Wettkämpfen oder Premieren gelegt werden. Diese Personen sollten in den Tagen nach Sitzungen nicht bis an die Grenzen der Belastbarkeit gehen.

Klare Vereinbarungen treffen

Sitzungsanzahl, Sitzungsdauer, Honorar, Termine, Regelung für nicht oder zu spät abgesagte Sitzungstermine, aktive Mitarbeit usw.

Honorar

Braucht eigentlich nicht diskutiert zu werden, wenn Behandler sicher und klar in dieser Frage ist. Gegebenenfalls innere Klärung zum Eigenwert und/oder zu Geld herbeiführen.
Falls doch Diskussion, können folgende Gesichtspunkte klärend sein: a) Denkt der Klient, das Geld nicht aufbringen zu können oder dass SI nicht so viel Geld wert ist oder dass immaterielle Dinge wie SI nicht so viel kosten dürfen oder dass der Behandler sich „eine goldene Nase verdient"? b) Die Frage, ob sich jemand etwas leisten kann, verbirgt oft die Frage, wofür jemand sein Geld ausgeben möchte (Bewertung von Bedürfnissen und ihrer Befriedigung, Selbstwertgefühl usw.).

Infoblatt für Klienten zum Beginn der Grundserie

Wie Sie mehr von Struktureller Integration (SI) haben...

Sie können vor dem Si-Prozess Ihr Gewicht und Ihre Größe messen. Während der Zeit der Sitzungen mag es eine Hilfe sein, Tagebuch zu führen über Ihre Erfahrungen.

- Einige Stunden vor jeder Sitzung sollten Sie nur noch Leichtes essen. Trinken Sie viel in den Tagen zwischen den Sitzungen, vor allem nach den ersten beiden Sitzungen.
- Nehmen Sie keine Medikamente oder Drogen, es sei denn, sie sind vom Arzt verordnet.
- Schauen Sie, dass Sie in der Nacht vor jeder Sitzung ausreichend viel Schlaf hatten.
- Wenn Sie Sport, Tanz oder eine andere fordernde Körperarbeit betreiben, sollten Sie in der Zeit Ihrer Strukturellen Integration nicht bis an die Grenzen der Belastbarkeit gehen, sich stets gut aufwärmen und noch etwas achtsamer als sonst mit sich umgehen.

Es gibt verschiedene Wege, den Teil des Körpers zu „öffnen", an dem wir gerade arbeiten. Halten Sie Ihre Aufmerksamkeit in dieser Körpergegend. Manchmal - auch wenn Sie Schmerz empfinden - sind bildliche Vorstellungen hilfreich. Zum Beispiel können Sie sich das Bild einer sich öffnenden Blume vorstellen. Oder Sie stellen sich meine Hand als hilfreichen Freund vor, den Sie willkommen heißen. Oder Sie finden ein eigenes Bild. Atmen Sie in die entsprechenden Körperzonen. Wenn möglich sollten Sie mit Ihrer Bewusstheit dabeibleiben und für alle Gedanken, Bilder, Gefühle und Empfindungen offen sein, die sich einstellen mögen.

Lassen Sie sich nach jeder Sitzung etwas Zeit, damit Körper und Geist ein wenig nachspüren können. Ein Spaziergang ist optimal. Gefühlswelt und Körperempfindungen brauchen Zeit zum Verarbeiten, bevor Sie sich wieder mit Arbeit, Autofahren, Sport usw. beschäftigen. Ein warmes Bad am Abend nach einer Sitzung ist oft sehr angenehm.

Nach den Sitzungen können unterschiedliche Gefühle seelischer Art für einen oder mehrere Tage auftreten. Nehmen Sie diese an, begleiten Sie sie mit Ihrer Aufmerksamkeit, lassen Sie sie geschehen. Sie sind Teil der Auf-

lösung alter Spannungen und Muster. Es kann sein, dass verstärkt Träume auftreten; ein Zeichen, dass sich auch seelisch etwas bewegt.

Wenn Sie mehr Energie und Bewegungsdrang verspüren, gehen Sie mit diesem Körperbedürfnis: Tanzen ist beispielsweise ein hervorragender Weg, den Körper sich selbst entdecken zu lassen, Schwimmen und Langlaufski sind Sportarten, die alle Muskeln des Körpers gleichmäßig aktivieren. Umgekehrt kann ein größeres Schlafbedürfnis auftreten. Auch dem sollten Sie nachkommen. Der Organismus benötigt Energie zum Verarbeiten der Impulse, die die Strukturelle Integration auf vielen Ebenen (Nervensystem, Stoffwechsel, Gewebeumbau) gibt. Möglicherweise haben Sie auch ein Nachholbedürfnis nach Ruhe.

Hören Sie auch sonst auf Ihren Körper und seine Signale. Unterbrechen Sie z.B. lange Sitzperioden mit kleinen Bewegungen. Wenn Sie merken, dass Sie die Schultern hochziehen oder den Bauch einziehen - und Sie werden das eher und deutlicher als vor der Behandlung spüren -, erlauben Sie sich, loszulassen und in eine natürliche und angenehme Position zurückzukehren. Wenn Sie bei Bewegungen Verspannungen wahrnehmen, beobachten Sie sich selbst: Verdrehen Sie sich gerade unnötig, während Sie etwas aus dem Regal nehmen? Oder Sie haben Kopfschmerz: Was macht Ihnen gerade in Ihrem Leben Kopf-Zerbrechen? ...

Es kann sein, dass Veränderungen, die sie nach einer Sitzung sehr klar spüren, nach einigen Tagen nicht mehr so deutlich wahrnehmbar sind. Sie sind jedoch noch da! Ihr Körper hat sich einfach daran gewöhnt und sie integriert. Es werden - meist „unangemeldet" - immer wieder Momente und Zeiten kommen, in denen Sie sich der Veränderungen - Leichtigkeit, Flüssigkeit, mehr Bewegungsspielraum, Energie usw. - mehr gewahr sind. Das kann beim Spaziergang geschehen, beim Tanzen, bei der Arbeit, im Urlaub usw.

Manchmal werden Sie sich auch in „alten" Gewohnheiten oder Haltungen wiederfinden. Seien Sie sich dessen einfach gewahr. Sie haben jetzt Alternativen dazu. Erleben Sie sich selbst, während Sie zwischen alten und neuen Möglichkeiten der Art von Bewegungsabläufen hin und her gehen. Nach und nach wird das Neue gewohnter werden.

Nutzen Sie diese Hinweise wie eine Landkarte, mit der Sie *Ihren* Weg eigener Erfahrungen gehen.

II. Nachgespräch

Allgemein

Am besten **vor der letzten Sitzung**, denn bei einem Gespräch nach der Sitzung kommt Klientin zu sehr „in den Kopf", anstatt sich zu spüren.

Gespräch kann den Charakter eines **„Spontanberichts"** haben **oder** als **„Lenkbericht"** geführt werden.

Erwartungen und Ergebnisse können verglichen und ausgewertet werden.
Darauf aufmerksam machen, dass es sich um eine Zwischenbilanz handelt. Denn erstens steht die letzte Sitzung ja noch bevor, zweitens gehen die Wirkungen von SI noch einige Monate weiter, und drittens gibt es vielerlei Möglichkeiten, das Erreichte auszubauen und zu vertiefen.

Zukunftmöglichkeiten können erörtert werden.

Unerledigte **Beziehungsaspekte** können aufgearbeitet oder zumindest ins Bewusstsein gerückt werden.

Während des ganzen Gesprächs:

- Vom Klienten bevorzugten Wahrnehmungs- und Kommunikationskanal (kinästhetisch, visuell, auditiv, analytisch) in der Wortwahl nutzen. (Siehe Handbuch 1, S.102 f.)
- Auf Analogien achten und das Unausgesprochene erfühlen
- Körperhaltung u. Körpersprache (s. Handbuch 1) sowie Atmung und vegetative Reaktionen beachten (bei der Klientin und bei sich selbst).
- Einstellung und Wortwahl: nicht-wertend, anerkennend, einfühlsam.
- Individuelles und situationsgerechtes Vorgehen in bezug auf das Was und Wie von Fragen, Hinterfragen und Problematisieren.

Inhalte

Klientin fragen: **Was ist aus den Motiven, Erwartungen und Problemen geworden**, die vor SI da waren?

- Abgleichen mit dem Vorgespräch.
- Eventuell sind Veränderungen eingetreten, die vorher gar nicht erwartet wurden; oder es sind Veränderungen anders als erwartet eingetreten.
- Gegebenenfalls Diskussion der vorher und nachher gemachten Fotos.

Klientin fragen: **Hat sich das Verhältnis zum Körper gewandelt und wenn ja, wie?**

Klientin fragen: Gibt es **seelisch** Neues oder klarer Wahrgenommenes?

Möchte der Klient ein **Feedback** zu SI oder zum Behandler geben?

Dem Klienten ein **Feedback** geben, wie der Behandler den Prozess und seine Ergebnisse einschätzt.

Wie geht es weiter?

- Möglichkeiten späterer Nachsitzungen
- Was Klient selbst tun kann

Gibt es etwas, was der Klient noch mitteilen will, **was im bisherigen Gesprächsverlauf nicht angesprochen worden ist?**

Klienten ermuntern, seine SI-Erfahrungen mit anderen zu teilen.

Zusätzliche Fragen für ein **Nachgespräch,** das **nach einem** gewissen **zeitlichen Abstand** zur Grundserie geführt wird, z.B. vor Nachsitzungen**:**

- Frage nach kurzem Abriss der Zeit nach den Grundsitzungen (was passiert ist, wie das Leben verlaufen ist usw.).
- Wurden anschließend andere Therapien, Formen von Körperarbeit gemacht?
- Haben sich die Veränderungen, die während der Grundserie aufgetreten sind, stabilisiert oder weiter- bzw. zurückentwickelt?
- Was braucht die Person jetzt?

Infoblatt für Klienten zum Ende der Grundserie

Nach den Grundsitzungen – ein offenes Ende

Die nun folgenden Monate wird Ihr Organismus nutzen, um das Erreichte weiter zu verarbeiten und zu integrieren. Das dreidimensionale Netzwerk des Bindegewebes wird sich weiter umbauen entsprechend der veränderten Körperstruktur und neuer Bewegungsmuster, die sich entwickeln. Bleiben Sie also *aufmerksam* für Veränderungen körperlicher wie seelischer Natur, die sich weiterhin einstellen mögen.

Experimentieren Sie mit den alten und neuen Arten des Stehens, Gehens, Sitzens, Bückens usw., die Sie während der Grundsitzungen wahrgenommen und erfahren haben. Denken Sie daran: Es geht nicht um zwanghaftes Einüben neuer Körperhaltungen, sondern um spielerisches „Dranbleiben". Bewusste Wahrnehmung dessen, *wie* Sie sich im Alltag bewegen und das geduldige *Hineinspüren* in alte wie neue Muster von Bewegung sind optimal für die Dauerhaftigkeit von Veränderung.

Selbstverständlich gibt es die **Möglichkeit weiterer Sitzungen** in Struktureller Integration.
Abgesehen von akuten Anlässen sollten Sie damit aber etwa ein halbes Jahr warten, das Sie zur Integration der bisherigen Sitzungen brauchen.

Durch eine oder mehrere **Nach- bzw. Aufbau- Sitzungen** können die gemachten Erfahrungen und erreichten *Ergebnisse* gefestigt *bzw. aufgefrischt* werden. Darüber hinaus lässt sich *an Problemen weiterarbeiten,* die in der Grundserie und danach noch nicht oder nur zum Teil lösbar waren. Auch spezielle **Bewegungs-Sitzungen** zur weiteren Vertiefung und Verfeinerung von alternativen Formen der *Bewegung im Alltag* sind möglich. Falls Sie einmal durch *Krankheit, Unfall, Operation* oder *seelische Belastung* ein Stück weit aus dem Gleichgewicht geraten, sind einige Sitzungen Struktureller Integration sinnvoll, um strukturelle, bewegungsbezogene (Schonhaltung) und traumatische Folgen aufzuarbeiten..

Wenn Sie zu diesen oder anderen Themen Fragen haben, rufen Sie einfach an.

III. Fotos / Video

Fotos oder Videos können **nützlich** sein bei der Vorbereitung auf die Sitzungen. Videoaufnahmen haben den Vorteil, dass sie Hinweise geben, die ein statisches Foto nicht geben kann.

Bedenken, dass...

- Fotos den komplexen Zusammenhang zwischen Struktur und Haltung widerspiegeln und deshalb oft schwierig zu interpretieren sind.
- Klient z.B. eventuell eine Vorstellung von „guter" Körperhaltung wiedergibt (was allerdings auch aufschlussreich sein kann)
- besonders die von Kindern eingenommene Haltung vor dem Fotoapparat extrem von der Situation und von vermeintlichen (oder tatsächlichen) Erwartungen der Erwachsenen bestimmt sind.
- unterschiedliche vorgegebene Bedingungen (siehe unten) unterschiedliche Informationen liefern.

Kamerahöhe des Fotoapparats: Übergang Sacrum-LWS

Die **Vertikale** nicht vom Kopf her anlegen, sondern von den Füßen her. Denn die Schwerkraftachse wirkt wie ein umgekehrtes Pendel, dessen Fixpunkt am Boden ist.
Bei Aufnahmen von der Seite beginnt die laterale Seitenlinie direkt vor dem calcaneus.

Lange Haare hochstecken lassen**.**

Vorgegebene Bedingungen bei Fotos:

- Klient sollte entspannt stehen und zwischen Aus- und Einatmen fotografiert werden. Dies gewährleistet am ehesten, die Struktur abzulesen und nicht irgendeine darübergesetzte Haltung.
- Eine andere Möglichkeit ist es, zwei Aufnahmeserien zu machen: Bei der ersten gibt man keinerlei Hinweise, sodass der Klient das präsentiert, was er strukturell ist oder aber, was er haltungsmäßig zeigen möchte. Bei der zweiten Serie bittet man den Klienten, aufrecht zu stehen, sodass man sehen kann, wie (gut bzw. ökonomisch) der Versuch des Klienten ist, sich aufzurichten.
- Ein Kreuz unter den Füßen als Mitte vorgeben vereinheitlicht die Stellung der Füße, aber es beeinflusst u.U. die Haltung des Klienten in einer Weise, die nicht seiner „normalen" Art des Stehens entspricht.

- Eine Lotlinie (gemalt oder ein tatsächliches hängendes Lot) vor dem Körper ermöglicht zwar eine schöne Bildgebung von Abweichungen, aber die Gefahr besteht, dass ein Klient sich bewusst oder unbewusst am Lot orientiert.
- Eine Möglichkeit der Auswertung/Einschätzung: anhand von 4 Dreiecken. Siehe Abb.

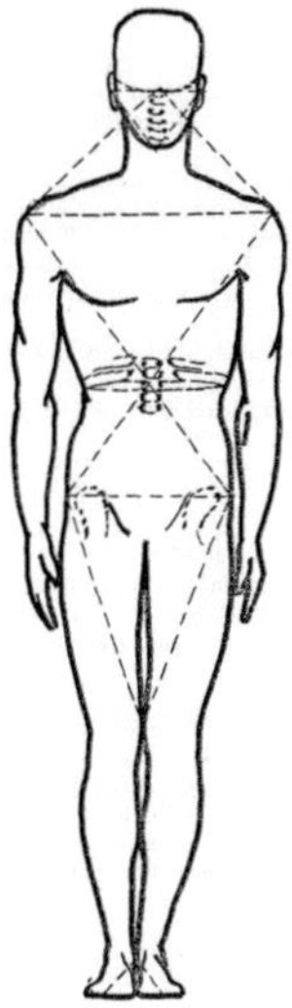

Videoaufnahmen:

- Alltägliche Bewegungen (gehen, aufstehen und hinsetzen, heben, bücken, rennen usw.)
- Für die Person wichtige Bewegungsabläufe/Haltungen (aus den Bereichen Arbeit, Musizieren, Sport etc.) aufnehmen.
- Unter möglichst <u>realistischen</u> Bedingungen ganze Bewegungs<u>abläufe</u> filmen, nicht Einzelbewegungen.

Literatur

Hans Georg Brecklinghaus, Rolfing - Strukturelle Integration Was die Methode kann, wie sie wirkt und wem sie hilft, Lebenshaus Verlag, Gundelfingen 2004

Friedemann Schulz von Thun, Miteinander reden. 3 Bände, rororo, Reinbek 1999

George und *Gisela O'Neil*, Der Lebenslauf. Lesen in der eigenen Biographie, Verlag Freies Geistesleben, Stuttgart 2002

Gudrun Burkhard, Das Leben in die eigene Hand nehmen. Arbeit an der eigenen Biographie, Verlag Freies Geistesleben, Stuttgart 2000

Krankheiten und Symptome

Inhalt

I. Allgemeine Hinweise

Ratschlag für Behandler ohne Heilberechtigung

Um Konflikten mit dem Gesetz aus dem Wege zu gehen, sollte ein Behandler ohne Heilberechtigung in seiner Eigenschaft als SI-Praktizierender gegenüber dem Klienten keine medizinischen Diagnosen und keine Therapieempfehlungen abgeben. D.h., diagnostischen Einschätzungen oder Ratschlägen zur Therapie sollte immer der Hinweis vorausgehen, dass der Behandler seine private Meinung äußert.

Kontraindikationen

Bezieht sich auf manuelle SI-Arbeit.

- AIDS: falls Organismus in einem zu geschwächten Zustand ist, ist nur angepasstes Arbeiten möglich (indirekt, craniosacral, Dauer der Sitzung usw.)
- Krebs: Umstritten, weil einerseits Immunsystem durch SI gestärkt wird, andererseits Metastasenbildung gefördert werden könnte. Wenn 2-3 Jahre lang (durch Untersuchungen abgesichert) keine Metastasenbildung aufgetreten ist, dürfte SI unbedenklich sein. Massage gehört in den USA inzwischen zur Krebstherapie dazu, ist allerdings mit SI nicht unbedingt vergleichbar.
- Virushepatitis (akute)
- Starke Osteoporose: relative Kontraindikation.
- Bluter: relativ
- Psychose: In klinischem Setting unbedenklich, ambulant nicht.
- Akute schwere Herzprobleme (Entzündungen, Angina pectoris, Arteriosklerose usw.). Richtschnur: wenn sportliche Betätigung nicht verboten ist, ist SI möglich. Gefahrsignal: Haut unter Fingernägeln wird lila oder blau.
- Gehirnschäden (schwer oder mittel)
- Schwerer Unfall (unmittelbar danach)

  Auch bei scheinbar Unverletzten können subtile gefährliche Verletzungen und ein traumatischer Schock vorliegen. Eine „positive" Antwort auf eine der folgenden Fragen kann auf potentiell ernsten Schaden von cranialen oder peripheren Nerven bzw. Blutgefäßen hinweisen.

- Neuere Veränderungen in der Freiheit der Augenbewegungen (in alle Richtungen schauen lassen)?
- Neueres Ohrklingeln oder Hörprobleme?
- Veränderungen des Gleichgewichts oder des Ganges?
- Erbrechen?
- Amnesie in bezug auf den Unfallhergang?
- Fieber?
- Rücken- und Nackenbewegungen eingeschränkt, aber ohne Schmerzen?
- Unwohlsein im Bauchraum?
- Taubheit oder Prickeln in Extremitäten?

- Bandscheibenvorfall (akut)
- Nach erheblicher oder langandauernder Kortison oder Antibiotika-Medikation: 3 Monate warten
- Kollagenosen, Osteomyelitis, Venenentzündung (regional kontraindiziert)
- Bindegewebserkrankungen (Osteomyelitis = Knochenmarksentzündung, Skleroderma, Kollagenerkrankung der Haut)
- Arthritis (akut): regional kontraindiziert
- Arthritis, die durch autoimmune Vorgänge verursacht ist (rheumatische Arthritis, Ankylose Spondylitis, Psoriatische Arthritis), ist relativ kontraindiziert. Falls Klientin nach Sitzung mehr Schmerz und weniger Mobilität hat, Bluttests machen lassen, die den Verdacht auf Entzündungen bestätigen oder ausräumen.
- Aneurysmen: regional kontraindiziert
- Aorta Aneurysma: Falls folgende Symptome bei einer älteren Person zusammenkommen, unbedingt von Arzt abklären lassen: Arteriosklerose, Bluthochdruck, Rückenschmerzen ausstrahlend in Brust oder Bauch.
- Fieber (akut): nur craniosacral arbeiten (Still point Techniken, bes. CV-4)
- Durchfall (akut)
- Gallensteinleiden: relativ kontraindiziert (Behandlung der Gegend kann eventuell Koliken hervorrufen).
- Herpes: regional kontraindiziert (Infektionsgefahr)

Umgang des Klienten mit Symptomen

Exzessive **Aufmerksamkeit** auf Symptome behindert Heilung, weil die gegebene Aufmerksamkeit das Symptom nährt. Zu wenig Aufmerksamkeit nährt das Symptom ebenfalls, wenn die dem Symptom innewohnende Botschaft ignoriert wird.

Beispiel einer akuten geringen äußeren Verletzung: Klient ist „ganz aus dem Häuschen", weil er gerade einen kleinen Unfall hatte, infolgedessen das rechte Knie weh tut. Erster Schritt: Nackenarbeit oder Pelvic Lift, um Klienten zu beruhigen und ins „Hier und Jetzt" zu bringen. Zweiter Schritt: das unverletzte Knie überall vorsichtig betasten, als ob es das verletzte sei. Kontinuierlich durch Fragen, ob es hier, da,... weh tut (Aufmerksamkeit beim gesunden Knie halten). Auf diese Weise die ganze Kniegegend mehrfach abtasten. Abschließend nochmals fragen, ob das (gesunde) Knie irgendwo weh tut. Dann das gesunde Knie langsam bewegen und dabei fragen, ob es schmerzt. Dritter Schritt: das verletzte Knie ebenfalls langsam bewegen und nach Schmerz fragen. Die Wahrscheinlichkeit, dass das beschädigte Knie nun auch nicht mehr wehtut, ist groß.

Im Falle **chronischer Schmerzen** Klienten vor, während und nach Si-Prozess genau befragen nach Häufigkeit und Stärke von Schmerz; Klient soll es in % ausdrücken. Denn Heilung ist Prozess und Klienten denken/fühlen meist nach dem Schema alles oder nichts. (Paul Gordon)

Im Verlauf von SI verläuft die Besserung von Symptomen meist nicht in einer glatten Kurve, sondern es gibt **Heilungskrisen**, es gibt eine **erhöhte Wahrnehmungsfähigkeit für verbleibende Symptom-Rückstände** (was vorher als „normal" erlebt wurde, wird nun als störend empfunden), und es gibt manchmal die Notwendigkeit, individuelle **Begrenzungen** (des Lebensstils, der Bewegung, der Schmerzfreiheit usw.) anzuerkennen und zu lernen, kreativ mit ihnen umzugehen.

Es ist wichtig, Klienten zu gegebener Zeit darauf hinzuweisen, dass **„anfällige" Körpergegenden immer anfällig bleiben werden**, egal welche Therapie jemand macht. Auch SI ändert dies nicht, sondern verändert - in mannigfaltiger Hinsicht - die Rahmenbedingungen.

Seelische Relevanz von Symptomen

Schmerzwahrnehmung und –empfindung werden geprägt durch:

- <u>Biologie</u> (Schmerz schützt den Körper vor Verletzung durch bestimmte Bewegungen, kein Schmerzempfinden bei schwerverletzten Unfallopfern usw.)
- <u>Kultur</u> (Beispiel: Fakir hat gelernt, Schmerz nicht zu empfinden)
- <u>Individuelle seelische Biografie</u> (Konditionierung, Schmerzgedächtnis des Körpers, sekundärer Krankheitsgewinn usw.)

Schmerz ist nicht signifikant abhängig von tatsächlichen Befunden. Von 98 Leuten hatten über 50% ohne (!) Schmerzen eine Bandscheibenausdehnung und über 25% eine Bandscheibenprotrusion/-extrusion.
Physiologische individuelle Unterschiede (z.B. Größe der Foramina) sowie seelische Umstände geben den Ausschlag.

(New England Journal of Medicine, 1994)

Seelische und/oder organische Ursachen für Schmerzen:

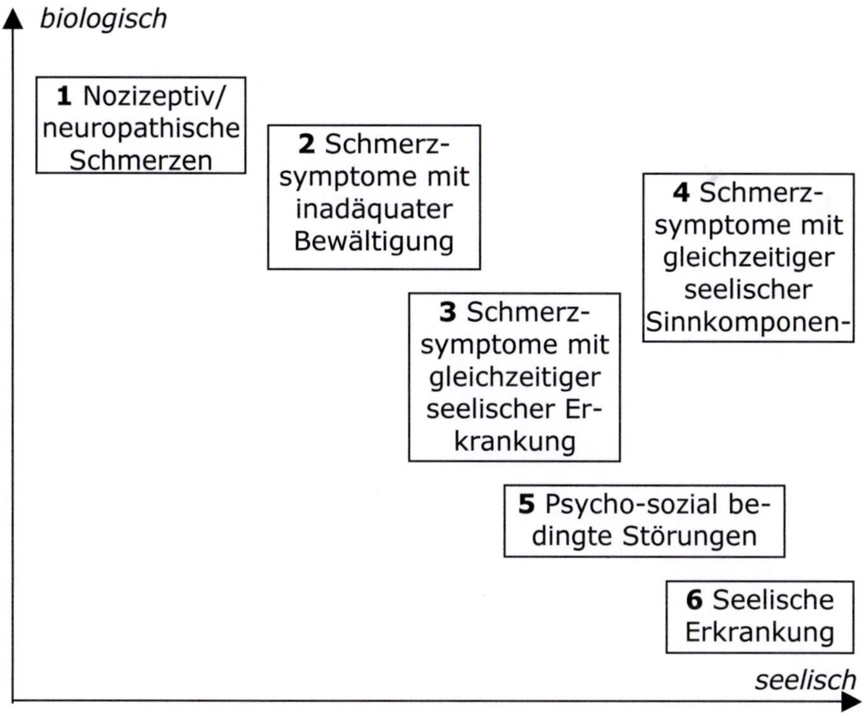

Zu **1 (organisch bedingte Schmerzen)**:

- Nozizeptiv = periphere oder viszerale Nozizeptoren werden durch gewebeschädigende Reize stimuliert; neuropathisch = Schäden des peripheren oder des ZNS (Trigeminusneuralgie, Rückenmarksverletzung usw.)

Zu **2 (organisch bedingte Schmerzen werden seelisch schlecht verarbeitet)**:

- Körperliche Schäden können sekundäre seelische Veränderungen nach sich ziehen (Depression, Gereiztheit, resignative Ergebenheit usw.)
- Medikamentenmissbrauch, sekundärer Krankheitsgewinn, Bewegungseinschränkung aus Angst vor Schmerz u.a.
- Aus der statistisch signifikanten **Koexistenz einer Krankheit und bestimmter seelischer Eigenschaften/Erfahrungen** wird oft vorschnell eine kausale Beziehung geschlossen. Beispiel: Krebs = Folge unterdrückten Ärgers. U.U. ist die seelische Befindlichkeit aber die Folge oder eine Begleiterscheinung der Krankheitsumstände. Beispiel Krebs: Der Patient hat sein „Todesurteil" bekommen, wird von Ärzten zu einer bestimmten Therapie gedrängt, von Freunden unterschiedlich beraten usw. Die Folge: Der Patient fühlt sich überwältigt, hilflos, müde – und ärgerlich. Er äußert den Ärger aber nicht, weil er die Personen – von denen er abhängig ist – nicht gegen sich aufbringen will.

Zu **3 (Organische und seelische Erkrankung zu gleicher Zeit)**:

- Depressionen, Suchterkrankungen, Angstsymptome usw.
- Etwa 20% der körperlich Kranken haben begleitende seelische Störung
- Siehe Joachim Bauer: Das Gedächtnis des Körpers (2006), S. 144 f., 147-150, 152-155, 158-162, 185-195

Zu **4 (Finale seelische Ursachen körperlicher Symptome)**:

- Körperliche Symptome sind nicht immer Resultat einer Neurose oder eines seelischen Traumas, sondern haben oft, manchmal sogar ausschließlich finale Ursachen, also einen zukunftsbezogenen Zweck/Sinn persönlicher Reifung.
- Eine Studie zeigt, dass Unfälle häufig dann passieren, wenn Menschen größere Wechsel im Leben durchmachen sollen – z.B. Trennung. Oder ein Symptom soll ein Trauma korrigieren. Beispiel: Junge mit Tumor im Kopf hat Kopfschmerz hämmernder

Art, das er so empfindet, dass es ihn zur Hausarbeit „hämmert". Der Junge will also eigentlich zur Schule zurück, seine Energie will ins Leben zurück.

Zu **5 (Psycho-sozialer Stress führt zu organischen Symptomen)**:

- Stress in Beziehungen, Beruf, Familie. Typische Symptome: Lumbalgie, Kopfschmerzen.
- Etwa 40% der Schmerzpatienten gehört zu dieser Kategorie

Zu **6 (Organische Symptome durch seelische Erkrankung)**:

- Depression, posttraumatische Belastung, Masochismus usw.
- Etwa 30% der Schmerzpatienten gehört zu dieser Kategorie
- Chronische Schmerzen können seelische Ursachen haben ohne aktuellen physischen Befund, wenn sie eine Eigendynamik bekommen haben.
- Chronische Schmerzen sind stark von der Gedächtnisbildung abhängig, wenn sie seelisch bedingt sind. Eine Amnesie (spontan oder durch Hypnose) kann zu einem Zusammenbruch der erlernten neurotischen Reaktionsmuster und damit zur Schmerzfreiheit führen. Dies hält an, selbst wenn die Erinnerung zurückgekehrt ist.
- Zusammenhänge von Symptomen mit seelischen Konflikten:
  - Seelische Schuldgefühle gegenüber einem verstorbenen Verwandten können dazu führen, dass die betroffene Person chronische Schmerzen entwickelt, solange sie sich von diesen Schuldgefühlen nicht befreien kann.
  - Körperlicher Schmerz als Abwehr gegen seelischen Schmerz
  - Körperlicher Schmerz als Aggressions- oder Druckmittel gegenüber sozialem Umfeld

Merkmale, die helfen können, **organisch und nicht organisch bedingte Symptome/Schmerzen** zu **unterscheiden**:

Merkmal	organisch	nichtorganisch
Schmerzlokalisation	eindeutig, umschrieben	vage, unklar, wechselnd
Affekte des Patienten	passen zu geschildertem Schmerz	inadäquat
Zeitdimension	eindeutige Phasen von Präsenz vorhanden und Fehlen bzw. deutlicher Abnahme	dauernd da, etwa gleich intensiv
Abhängigkeit von Willkürmotorik	vorhanden	fehlt
Reaktion auf Medikamente	pharmakokinetisch plausibel	nicht verständlich
Schmerz u. mitmenschliche Beziehung	unabhängig davon	damit verbunden
Schmerzschilderung	Bild passt	Bild inadäquat, z. B. dramatisch
Betonung der Ursache	psychische betont	organische betont
Sprache	einfach, klar, nüchtern	intelligenzlerisch, Ärztejargon
Affekte des Arztes beim Zuhören	ruhig, aufmerksam, einfühlend	Ärger, Wut, Langeweile, Ungeduld, Lächeln, Hilflosigkeit, Verwirrung

Therapeutisches Handeln im Umgang mit Symptomen:
Mit der subjektiven Erfahrung der Klientin arbeiten, die sie vom Problem hat. Klientin soll sich vertraut machen mit dem, was der Körper tut und das für den Körper tun, sodass dieser es nicht mehr tun muss. Also eine indirekte Vorgehendweise (in das Muster gehen, es verstärken, dann auf selbstregulierende Heilung warten).

Praktische Umsetzung (Beispiele):

- Wie äußert sich das Symptom (z.B. Migräne) für dich, wie fühlt es sich an? (Antwort: Kopfweh). Wie fühlt sich das Kopfweh an, was für eine Art Kopfweh ist es? (Antwort z.B.: hämmernd) Was oder worüber hämmert der Hämmerer? Eventuell zusammen hämmern oder Bewegung/Bild usw. einführen. (Antwort z.B.:

Ich will nicht mehr als Objekt missbraucht werden). Klient äußert direkt, was das Symptom indirekt sagt.

- Klientin will ihre schlechte Haltung ändern, die mit Rückenschmerzen verbunden ist. Haltung verstärken lassen und fragen, was diese Haltung sagen will.
- Symptome (Krampf, Knieschmerzen usw.) verstärken lassen. Fragen: Was tut das Symptom?
- Kleine (unbewusste) Bewegungen (Augenlidflattern, Handbewegung, Gähnen, Lippenbewegung, Schulterbewegung usw.) verstärken lassen. Fragen: Was tut die Hand, die Schulter usw.?

Notfall in der Praxis bei Behandlung

1. **Vitalfunktionen checken:** Puls, Atem (Spiegel, Bewusstsein: Person ansprechbar?, Situationsklarheit vorhanden?)
2. **Notarzt** (in Deutschland: Tel.112)
3. **Erste Hilfe**
   - stabile Seitenlage für Atmung und Bewusstsein
   - bei Herzstillstand Klienten aufsetzen
   - bei Asthma: siehe *Asthma* auf S. 100 ff.
   - bei Hyperventilation: Kl. soll langsam tief einatmen, Luft anhalten und langsam ausatmen
   - bei epileptischem Anfall: siehe *Epilepsie* auf S.106 f.
   - gegebenenfalls Kopf in Nacken legen (verhindert, dass Zunge nach hinten fällt)

Sensorische Ausfälle in Extremität: zum Arzt. (Motorische Ausfälle sind nicht so schlimm)

Brennende Schmerzen in Gliedmaßen: evtll.Kausalgie (Reflex Sympathetic Dystrophy). Siehe S.110

Akute Symptome

Wenn bei paarigen Körperteilen (Schulter, Arm, Knie, Hüfte usw.) eine Seite problematisch ist: erst mit der gesunden Seite arbeiten. Das hilft unmittelbar der kranken Seite.

Verrenkungen, Verstauchungen und Prellungen:

- Übermäßige Schonung und Nichtbewegen vermindert kurzfristig den Flüssigkeitsfluss (=Schwellung). Das behindert Heilung und führt langfristig zu Verklebungen und zu Dysbalancen im Körper.
- Sofort Gewebearbeit um das betroffene Gelenk herum. Eventuell vorsichtige Bewegungen benachbarter Gelenke. Bewegungen des verletzten Gelenks in Haltung ohne Schwerkrafteinfluss. Passive Bewegung des Glieds durch jemand anders. *Normal function* Bewegung des Gelenks. Begünstigt u.a. angemessene Bildung kollagener Fibrillen.

  Fußgelenk: Bauchlage, Bein im Knie angewinkelt, Fußgelenk gestreckt. 5-10 Min. Unterschenkel bearbeiten (S.Pressel)
- Craniosacral release: Körperglied wird chronologisch in die Position zum Zeitpunkt der Verletzung zurückgeführt. Wenn man dieses Stadium erreicht, hört jede craniosacrale Bewegung auf. Allmählich kehrt sie dann wieder zurück.
- Klient soll sofort die Bewegung chronologisch wiederholen, die zur Verletzung führte. Das entsprechende Körperglied chronologisch langsam in den verrenkten Zustand bewegen und langsam wieder herausbewegen.
- Rhus toxicodendron C30 oder Arnica D12 bzw. C30. Falls Arnica nicht wirkt: Bellis perennis D12 oder C30.
- Soforthilfe bei **Fußgelenksüberdehnung**: 10-12 Min. Fuß ins Eiswasser. Kleine Unterbrechungen sind o.k.

Akute Gelenkverletzung (Gelenk ist rot u. heiß): Aconitum C 30

Akute traumatische Gelenkschwellung (kein Druckschmerz, aber intensiver Bewegungsschmerz): Bryonia D12 oder C30.

Akutes Schulter-Arm-Syndrom: Nux vomica C30

Akute Lumbalgie: Nux vomica C30

Schmerz: Bindegewebs-Massage mit Fingerhaken im Unterhautbindegewebe entlang der Muskel- und Knochenränder.

Tiefe **Gewebeverletzungen** nach **Unfällen** erst ausheilen lassen vor SI.

Siehe Clay Cox: **Soft Tissue Management of Acute Physical Trauma**

Akute Schmerzen im unteren Rücken: Erst mit Movement arbeiten, weil sonst Gefahr, dass durch manuelles Dehnen Entzündungen verschlimmert werden.

Schonhaltung

Siehe unter: *Akute Symptome* auf S. 35 f.

Periphere Nerven melden über ihre Nozizeptoren Störfaktoren. Daraufhin wandelt der Subcortex physiologischen Bewegungsablauf ab in schonenden Ablauf durch Bremsen, Modifizieren oder Blockieren der Bewegung. Dies ist durch den Menschen nicht oder schwer zu verhindern. Subjektiv empfindet er Müdigkeit oder Lahmheit oder Blockierung oder Schmerz (reflektorisch, siehe *Muskelschmerzen* auf S. 37 f.) des oder der betreffenden Muskeln. Der Störfaktor liegt oft entfernt von den Muskeln (z.B. in Gelenk oder Bändern). Propriozeption ist gestört. (Brügger)

Wenn Klient mit Schmerzsymptom während der Behandlung und darüber hinaus eine bestimmte Schonhaltung beibehält, stellt sich für den Therapeuten die Frage: **Was an der ungünstigen Haltung der Patientin hilft ihr wie, das Symptom zu ertragen.**

Bei durch **LWS-Problem** verursachter Schonhaltung ist die 4.Sitzung hilfreich.

Schmerz ➔ **Schonhaltung** ➔ Schmerz woanders (Kompensation 1.Grades) ➔ Schonhaltung ➔ Schmerz woanders (Kompensation 2.Grades) ➔ Schonhaltung usw.

Schmerz oder **Angst vor Schmerz** ➔ Bindegewebsveränderungen und Muskelverkürzung sowie Entzündungen und veränderte Reaktionen des Nervensystems ➔ Schmerz oder Angst vor Schmerz usw.

Muskel- und Skelettschmerzen

Ort:

1. Lokal und oberflächlich: kleineres akutes oder chronisches Problem

2. Diffuse Ortsbestimmung: schwereres, tieferes chronisches Problem
3. Ausstrahlend:
   a) Zu unmittelbar benachbarten Muskeln/Gelenken: Resultat einer Einwirkung, einer Bewegungsverletzung (Schwellung, Fibrosis) oder andere lokale Nervenkompression.
      Falls vorsichtiges SI keinerlei Verbesserung bringt: überweisen.
   b) Schmerz das ganze Bein oder den ganzen Arm entlang: u.U. Problem wie a) oder Nervenkompression aufgrund eines ernsteren Problems. Vorsicht! Kann auch Herzinfarkt sein. In dem Fall sofort zum Arzt schicken.
   c) Diffus: Tiefere Knochen- oder Gelenkpathologie oder organerzeugter Schmerz. Erst abklären lassen, dann behandeln.

Qualität:

1. Scharf: kann akute Verletzung sein, möglicherweise verbunden mit Entzündung und Schonhaltung. Entzündungsgebiet meiden, von Entzündung hervorgerufene Muskelspasmen behandelbar.
2. Scharf und ausstrahlend: meist Nervenwurzelverletzung. Überweisen!
3. Kribbeliger Schmerz:
   a) Einseitig: wahrscheinlich periphere Nervenläsion (siehe oben Punkt 3 unter *Ort*)
   b) Beidseitig: Intraspinalproblem (zum Neurologen!). Seltene Ausnahme: ein normalerweise einseitiges Problem kann beidseitig vorkommen.
4. Dumpf: tiefer muskulärer oder knöcherner Schmerz. Vorsicht, es könnte Phlebitis (Venenentzündung) sein oder Metastasen.
5. Pochend: Kann arterieller Schaden sein (nicht behandeln). Im Kopf: evtll. liegt Migräne vor.
6. Zermalmend in Brust: u.U. Herzattacke (sofort Ambulanz rufen!)

Schmerzbeginn:

1. Plötzlich:
   a) Infektion
   b) Wenn es innerhalb von 30 Min. schlechter wird, evtll. Bänderverletzung, begleitet von Entzündung und eingeschränkter passiver Bewegungsamplitude. Überweisen!
   c) Wenn Schmerzen am Tag nach Verletzung schlechter werden, evtll. Muskelriss

d) Wenn Klient verletzten Teil nicht bewegen kann, evtl.. Fraktur.
2. Langsam: Kann alles mögliche sein, von verschlechterter Restriktion bis hin zu Krebs. Beachte Anamnese und siehe unter *Ort* sowie unter *Qualität*. Wenn SI nicht hilft: überweisen.

Siehe auch ***Fasziale Verzerrungen*** auf S. 43 ff.

Chronische Schmerzzustände: Craniosacral behandeln (CV-4, V-spread, Mobilisierung des Duralmembranensystems)

Neuralgische und rheumatische Beschwerden: Cimicifuga C 30

Repetitive injury syndrome: Siehe unter *Arm* (S. 48), *Hand* (S. 57), *Schulter* (S. 70), *Tennisarm* (S. 132). Homöopathie: Ruta D12 oder C30

Muskeln

Muskelschmerzen:

3 Arten von Muskelschmerzen (Brügger):

- Lokale Prozesse (Arthritis, Muskeltrauma, Muskelentzündung usw.)
- Leitungsschmerzen = Schmerzen, die durch Störungen im Bereich der Nervenbahnen hervorgerufen werden.
  Vorgang: Schmerz an Nervenfaser → Signale ans Gehirn, welches nicht unterscheiden kann, ob Schmerz von der Peripherie oder von Leitungsbahn selbst kommt → Schmerzprojektion in Hautzonen (Headsche Zonen) oder ins Innervationsareal peripherer Nerven (Muskeln) oder in Organe.
- Reflektorische Schmerzen zwecks Schonung eines gestörten oder fehlbelasteten Gebiets/Gelenks. Die Schmerzen sind oft nicht im Problemgebiet, sondern weiter weg davon. Sie treten auf bei Druck oder wenn durch Bewegung eine Schonhaltung aufgegeben/überschritten wird. 2 Arten: a) Schmerzhafte Müdigkeit des Muskels beim Versuch ihn zu dehnen; b) schmerzhafte muskuläre Steifheit beim Versuch der Kontraktion. Auch Bänder und Kapseln können reflektorisch schmerzhaft sein.

Muskelschmerzen **können auch unspezifisch sein**. Ursache ist evtll. eine Unterfunktion der Schilddrüse. Abklären lassen.

Bei durch **Gipsverband** ruhiggestellter Extremität genügt das Vorstellen von Bewegungen, um im sensorischen Hirnkortex das „Programm" der Bewegung zu erhalten. Ein solches (intensives) Üben erspart einen Teil der Notwendigkeit von Muskelaufbautraining, weil mentale Bewegung die **Muskelatrophie** größtenteils verhindert. (H.Godard)

Hypertonie:
- ½ Stunde lang, 2x pro Woche behandeln
- Nacken behandeln
- Stretchreflex ermuntern bei den Antagonisten (mit Zahnbürste). Auch als Hausaufgabe geben
- Vom Fuß her Push (Drücken) und Pull (Ziehen); push in das Muster; pull aus dem Muster heraus.

Angeborene Muskeldystrophie: SI hilfreich, evtll. in Kombination mit Psychotherapie und Homöopathie. Nach den 10 Sitzungen jeden Monat eine weitere Sitzung erforderlich.

Spontane Muskelkrämpfe: Belladonna D12 oder C30.

Muskelatrophie: siehe *Charcot-Marie-Tooth-Krankheit* auf S.104

Knochen- und Gelenkprobleme

Gelenkprobleme können in bis zu 80% der Fälle durch 8-10 Gläser **Wasser** pro Tag gemildert werden. (US-Preliminary-Study) 75% aller US-Amerikaner leiden an chronischem Wassermangel (US-Studie). Gut sind auch: **Vollwertiges Getreide** und **Honig**.

Knochenbruch: Bewegungseinschränkung, Schwellung, Deformierung mit Achsenverschiebung

Verrenkung: Bewegungseinschränkung mit federnder Fixation, Deformierung

Verstauchung: Überdehnung der Gelenkkapsel, meist mit Bluterguss (Schwellung, blau)

Schlottergelenk: Falsche Bewegung nach Bänderriss

Periostverletzung (Hitze im Gelenk): Ruta D12 oder C30

Knochenbruch, Gelenkverletzung, Periostschmerz: Symphytum D12 oder C30

Knochenbruchheilung fördern und beschleunigen: Sich alle 3-4 Std. jeweils 3 Min. lang vorstellen, dass die Knochenenden sich fest verbinden.

Gelenk-Arthrose: Klient soll 1 Stunde pro Tag das Gelenk von jemandem passiv durchbewegen lassen oder das Gelenk so lagern, dass es nicht belastet wird und danach aktiv bewegen. Das erhöht u.a. die Blutzufuhr. (Godard).

Läsionen in den Knochen: siehe *Craniosacrale Arbeit (Releasetechnik)* im entsprechenden Band des Handbuchs und *Literatur*

Temperatur-Diagnostik: siehe *Viszerale Arbeit* im entsprechenden Band und *Literatur*

Kortison:

Nebenwirkungen bei längerer oder häufiger Einnahme:

- Gewebe nicht mehr lebensfähig und tut nicht mehr weh (Signalwirkung des Schmerzes geht verloren)
- Osteoporose
- u.U. geringere Resistenz gegen Infektionen
- Magenbrennen oder –schmerzen
- Akne
- Sehprobleme
- Kopfschmerzen
- Menstruationsprobleme
- Muskelkrämpfe
- Übelkeit
- Müdigkeit
- Wachstumsstörungen bei Kindern
- irregulärer Herzschlag
- Gewichtszunahme
- u.a.

SI kann den durch Kortison gestörten Energiefluss durchs Gewebe wiederherstellen, indem Somatic Experiencing (Trauma Arbeit, siehe entsprechender Band des Handbuchs) und strukturelle Arbeit verbunden werden (Titration plus behutsam durch die Schichten hindurch arbeiten).

Operative Fixierung zweier Knochenenden (operative Osteosynthese) nach Fraktur oder Osteotomie (Knochenstückentfernung wegen x- oder o-Beinen) führt u.U. zu:

- Falschgelenkbildung
- Sekundärer Infektion
- Gelenkeinsteifung
- Muskelschwäche
- Gewebeschwellung

Ursachen oft: zu weitgehende(r) Verletzung/Wegschnitt von Bindegewebe, falsches Zusammennähen verschiedener Gewebeschichten, Gesamtspannung des faszialen Netzes wurde nicht berücksichtigt, schlechte Naht.

(Dr.Manfred Müller-Kluge, langjähriger Chirurg)

Primäre Tumoren oder Metastasen in Knochen sind (eingeschränkte) Kontraindikation für SI.

Bei **Gelenkproblemen**:
Frage: Was lösen sie an strukturellen Veränderungen im ganzen Körper aus?
Erst das Gelenkproblem durch Motility-Arbeit angehen; dann schauen, inwieweit diese die anderen strukturellen Folgen bereits beseitigt hat. Dann das bearbeiten, was übrig ist.

Unbewegliche Gelenke: Proximale und distale Bewegungsinitiierung vertauschen. Beispiel Frozen-Shoulder (auf S. 73 f.) kann abgewandelt auf alle Gelenke/Gliedmaßen angewendet werden (z.B. Becken-Femur, Kopf-Nacken).

Schmerzhafte Bewegungseinschränkung eines Gelenks:
Passiv sanft bewegen. Zunächst den proximalen Anteil (beim Hüftgelenk z.B. das Becken) so bewegen, wie es das Bein normalerweise tun würde. Ganz kleine Bewegungen, bis Bewegungsspielraum etwas erweitert ist. Dann zur gehemmten Bewegung des distalen Teils (beim Hüftgelenk z.B. das Bein) zurückkehren. Sie sollte jetzt besser sein. Mechanismus: „Anti-Muster" der Schonhaltung im Nervensystem wird unterlaufen.
Schließlich Klient aktiv bewegen lassen, wobei Behandler als „Spiegel" mitmachen kann.

Nerven komprimiert: Hypericum C30

Fasziale Verzerrungen (distortions)

Arten und Behandlung:

1) **Triggerbänder** = gezerrte fasziale „Bänder"
Faszienfasern sind verdreht oder geknickt und voneinander separiert. Querverbindungen (crosslinks) zwischen Fasern sind gebrochen und wachsen entweder nicht wieder zusammen (wegen andauernder Schwerbelastung) oder es gibt chronische Verklebungen, weil die crosslinks-Enden nicht richtig zusammenwachsen.
Triggerbänder verursachen brennenden oder ziehenden Schmerz entlang dem Verlauf des Bandes.
Klientin macht oft unbewusst fegende Bewegung mit Fingern entlang dem betroffenen Verlauf, wenn sie Symptom beschreibt.
<u>Behandlung:</u>
Verdrehte Faszien entdrehen und Knick/Falte mit Daumen glätten (iron out). Lösen von Verklebungen. Zusammenbringen separierter Fasern mit Daumenspitze entlang des Bandes.
Bei akutem Fall nur separierte Fasern zusammenbringen, bei chronischem Fall erst Verklebungen lösen (kann blaue Flecken machen). Verklebungen plus chronischer Schmerz: Haut „kämmen".
Während Behandlung kann der Schmerz sich entlang dem Verlauf des faszialen „Bandes" bewegen, weil sich die Verdrehung weiterbewegt. Deshalb <u>ganzes</u> Triggerband behandeln. Starting point spürbar als Irregularität des Gewebes. Klient stets fragen, ob Behandler noch auf dem Band ist. Gleichmäßig vorgehen ohne abzusetzen.

2) **Abnorm hervortretende Triggerpunkte** (herniated triggerpoints) = Vorfall (protrusion) durch eine Faszienebene.
Mandelgroß oder kleiner. Selten in Extremitäten.
<u>Behandlung:</u>
Vorgefallenes Gewebe zurück unter die Faszienebene drücken. Vorher direkt mit viel Kraft des Daumens Gewebe schmelzen (ohne abzusetzen). Schmerzhaft.

3) **Kontinuitäts-Verzerrungen** = Veränderung der Übergangsform zwischen Band/Sehne/anderer Faszie und Knochen.
Knöcherne Komponenten (erbsengroß) haben sich in Band/ Sehne/ Faszie geschoben. Zu ertasten dort, wo Band auf Knochen

kommt. Nach Verletzungen gibt es oft viele solcher Kontinuitätsverzerrungen. Verwechslung mit kleinen Triggerbändern möglich.
Klient zeigt mit Finger auf punktartigen Schmerz.

Behandlung:
Zwinge knöcherne Komponenten zurück in Knochen, durch starken Druck auf schmerzhaftesten Punkt. Winkel: entgegen der Kraftrichtung, die die Verzerrung hervorgerufen hat. Kälteanwendung gut. 24 Std. lang nach Behandlung keine Wärmeanwendung und keine Chiropraktik. Bei Misserfolg auf Triggerband hin untersuchen und behandeln.

4) **Faltungs-Verzerrungen** = dreidimensionale Veränderung der tieferen Schicht der superficial fascia
Wie eine Landkarte, die verdreht wiedereingefaltet wird, nachdem vorher am Gelenk z.B. heftig gerissen worden ist (=Entfaltung).
Schmerz sitzt tief im Gelenk.

Behandlung:
Traktion und leichtes Drehen des Gliedmaßes weg vom Gelenk, damit Faszie sich entfalten und dann wieder zurückfalten kann in nichtverdrehte Konfiguration.
Traktion und Drehen in der Traktion nacheinander in verschiedene Richtungen. Sehr arbeitsintensiv. Technik unter 6) Tektonische Fixationen ist auch gut. Plop-Geräusche möglich. In chronischen Fällen erst Triggerbandtechnik.

5) **Spiralige Verzerrungen** = Überlappen spiralig verfilzter Windungen (coils) der oberen Schicht der superficial fascia
Superficial fascia ist gestaucht, kann seine Stoßdämpferfunktion bei stark auftretenden Kräften nicht mehr wahrnehmen. Tritt auf nach Zug und Verdrehung der Extremität.
Schmerz sitzt tief in Gegenden, die keine Gelenke haben. Schmerz ist durch Tasten nicht reproduzierbar. Klientin kann Schmerzgegend nicht genau lokalisieren. Schmerz kann spontan nachlassen, wenn in anderer Körpergegend ein Schmerz auftaucht.

Behandlung:
Entwirren überlappender Windungen. A) Traktion plus Drehung (entwirrend). Nähe proximales Gelenk beginnen. Nie an Oberarm oder Fuß anwenden! B) Erst tiefere Schicht separieren

(Traktion quer zum Knochenverlauf), dann obere Schicht (längs zum Knochenverlauf). C) Triggerbandtechnik anwendbar.

6) **Tektonische Verzerrungen** = Faszienoberfläche der Gelenkkapsel kann nicht über Knochen gleiten, Verklebungen zum Knochen. Ursache: Verlust des Synovialflüssigkeitstransports zwischen Kapsel und Knochen.
   Tritt oft beidseitig auf. Typischer Ort: Schultergelenk.
   Bewegungshemmnis (bei Schulter sind Flexion und Abduktion gehemmt).
   Behandlung:
   Erst mögliche andere Verzerrungen bearbeiten. Dann: Mit viel Kraft Kapsel schieben, sodass die Flüssigkeit wieder einsickern kann. Hände mit Gewicht auf beiden Gelenken (rechts und links), vor und zurück schütteln; nach lateral abwärts arbeiten. Effekt evtll. erst nach einigen Tagen.

Arten aufgelistet nach Körperregionen und -problemen:

Region	**Triggerband**	**abnorm hervortretende Triggerpunkte**	**Kontinuitätsverzerrungen**	**Faltungsverzerrungen**	**Spiralige Verzerrungen**	**Tektonische Verzerrungen**
Fuß verstaucht	**x**		**x**	**x**	**x**	
Fußgelenk verstaucht	**x**		**x**	**x**	**x** bei Schienung	
Schienbeinschienung	**x**		**x**			
Knie verstaucht	**x**		**x**	**x**		
Leistenzug	**x**					
Weh im unteren Rücken	**x**		**x**	**x**	**x**	
Weh im oberen Rücken	**x**				**x**	

Region	Trigger-band	abnorm hervor-tretende Trigger-punkte	Konti-nuitäts-verzer-rungen	Fal-tungs-verzer-rungen	Spi-ralige Verzer-rungen	Tekto-nische Verzer-run-gen
Nacken-schmerz	x	x	x			
Wehe Schulter	x	x	x	x	x	x
Tennisell-bogen	x		x	x		
Carpal-Tunnel-Syndrom	x				x	
Finger ver-staucht	x		x	x	x	
gebro-chene Rippe	x		x			
Fibromy-algie	x				x	
Kopfweh		x				
Schleu-der-trauma		x				
Handge-lenks- oder Fersen-bruch			x Verzerrung i. Interos-seus-membran			

Die abnorm hervortretenden Triggerpunkte der wehen Schulter sitzen in der supraclavicular fossa (also zwischen clavicula und oberem Scapularand). Manchmal bis C7 oder T1

Entzündungen

Können durch manuelle Dehnungen verschlimmert werden (wenn, dann meist nach 1-2 Tagen).

Kortison:
Nebenwirkungen bei längerer oder häufiger Einnahme:
Gewebe nicht mehr lebensfähig und tut nicht mehr weh (Signalwirkung des Schmerzes verloren), Osteoporose, u.U. geringere Resistenz gegen Infektionen, Magenbrennen oder –schmerzen, Akne, Sehprobleme Kopfschmerzen, Menstruationsprobleme, Muskelkrämpfe, Übelkeit, Müdigkeit, Wachstumsstörungen bei Kindern, irregulärer Herzschlag, Gewichtszunahme u.a.
SI kann Energiefluss durchs Gewebe wiederherstellen, indem Trauma-Arbeit (Somatic Experiencing) und strukturelle Arbeit verbunden werden (Titration plus behutsam durch die Schichten hindurch arbeiten).

Entzündungen sind **regionale Kontraindikationen** für manuelle SI

Akute Entzündung: Wenn Kälte bessert, Apis D12 oder C30. Wenn Wärme bessert, Belladonna D 30

Neurogenetische Entzündungen können indirekt hervorgerufen werden durch Nerven, die ganz andere Körpergegenden betreffen. Daher z.B. Knie-Entzündung durch Knie der anderen Körperseite.

Entgiftung

Gegen **Elektrosmog** und bei **häufiger PC-Arbeit**: Kalium phosphoricum, Eisen.

Immunsystem

SI stärkt die Immunabwehr, weil das Bindegewebe, besonders die Grundsubstanz, ein entscheidendes Medium des Immunsystems ist.

Zink stärkt die Abwehrkräfte des Körpers.

II. Probleme nach Körperregionen und Organen gegliedert

Arm

Blockierung C4/5 bei **Schmerzen an vorderer Schulter bis Ellenbeuge.** Evtll. Periarthritis des Schultergelenks. Muskeln: Deltoid, Supra- und Infraspinatus, Teres minor.

Blockierung C5/6 bei **Schmerzen an vorderer Schulter, Außenseite Arm.** Evtll. Epikondylitis lateralis, styloiditis radii. Muskeln: Biceps, Brachioradialis.

Blockierung C6/7 bei **Schmerzen an hinterer Schulter, hinterer Arm.** Evtll. Epikondylitis medialis, Carpaltunnelsyndrom.

Blockierung C7/T1 bei **Schmerzen an Arminnenseite.** Evtll. ulnares Carpaltunnelsyndrom.

Sensorische Ausfälle: zum Arzt. (Motorische Ausfälle sind nicht so schlimm)

Gelenkprobleme zwischen Humerus und Scapula: Blockierung C5

Brachialgie: Blockierungen von Rippen- und Wirbelgelenken

Brennender starker Schmerz im Arm, in die Hand ausstrahlend: zum Arzt, weil evtll. Reflex Sympathetic Dystrophy vorliegt.

Arm und/oder Hand schläft ein (numbness):
- 1.Rippe ist hochstehend oder Rotation der Wirbel in Höhe C7/T1 inklusive Rippenrotation.
- Gefäßkompression, wahrscheinlich in Gegend des Pectoralis minor.
- Nerven abgeklemmt
  - auf HWS-Ebene
  - auf Ebene des thoracic outlet
  - Radialnerv an Medialseite des Oberarms
  - im proximalen Unterarm
  - im Carpaltunnel (Daumen, Zeigefinger, evtll. Ringfinger, aber nicht kleiner Finger)

- Evtl. ist es kein Mangel an Empfindung, sondern Muskelschwäche-Gefühl. Durch vibrierende Bewegung testen, ob Empfindung da ist.

Charcot-Marie-Tooth-Krankheit (bestimmte Muskelatrophie): siehe S.104

Ellbogenprobleme: Evtl. sind Ellbogen überlastet, weil Schultern in Bewegung eingeschränkt sind und Funktionen an Ellbogen abgegeben haben.

Ellbogen- und Handprobleme: Durch posterior konvexe Mittellinie des Rumpfes und vorfallende Schultern (chronische Armpronation) wird der Raum im Handgelenk eingeschränkt und das Handgelenk muss ständig die Pronation des Arms ausgleichen (z.B. beim Klavierspielen oder bei PC-Arbeit).

Golfellbogen: Die mediale Gelenkkondyle ist entzündet. Evtl. ist die 4.Rippe blockiert. (Siehe auch *Tennisarm* auf S.132 f.)

Armprobleme generell: Rossiter-Techniken in seinem Buch auf S.124-159

Augen

Nervenfluss der Cranialnerven im Hals ist u.U. durch **verschobene Schädelknochen oder Halswirbel** (bes. C2) gestört.

Sehschwäche kann **seitlich gekippten Kopf** als Ursache haben. Das Auge verliert an Sehschärfe, weil es mit einem größeren Anteil der Retina (Netzhaut)statt nur mit der Macula sehen möchte. Andere Ursache: Os sphenoid (durch den der Nervus opticus hindurchgeht) ist verschoben und drückt auf den Nerv.

Tränenkanal verstopft: SI öffnet durch intensive Gesichtsarbeit.

Fähigkeit der Augen zu fokussieren ist gestört (z.B. am Bildschirm): Wassermangel

Augennerven (N. opticus, N. oculomotorius): craniosacral arbeiten an:

- Os frontale, Os sphenoid (N. opticus), Os temporale, Spheno-basilar-strain Muster, Tentorium cerebelli
- Occiput
- Sacrum

Augendruck: Evtll. drückt das Os frontale aufs Auge; manchmal stehen Augen von unten her unter Druck (alle Knochen unterhalb der Augen bis hinunter in Kieferknochen). Craniosacral behandeln.

Mangelndes peripheres Sehen: Occiput und Os temporale (auch craniosacral behandeln).

Becken

Bilateraler Schmerz an der hinteren Crista iliaca: Meist liegt eine Restriktion zwischen L5 und S1 vor, evtll. begleitet von einem nach hinten unten gekippten Sacrum. Wenn Schmerz sehr weit lateral vom ISG ist, liegt evtll. eine Fixierung von L1 vor.

Schmerzen vom Gesäß über Oberschenkelrückseite in Unterschenkelvorderseite bis Zehen 2-4: Nerv zwischen L4 und 5 komprimiert.

Schmerzen vom Gesäß über gesamte Beinrückseite bis Ferse und 5.Zeh: Nerv zwischen L5 und S1 komprimiert.

Bein

Schmerz in beiden Beinen: evtll. posterior Prolaps von Bandscheiben. Zum Neurologen!

Sensorische Ausfälle: zum Arzt. (Motorische Ausfälle sind nicht so schlimm)

Beinprobleme: Evtll. viszeral bedingt (Leber, Galle, Niere, Caecum, Sigmoid, Colon)

Sehnenproblem am trochanter major: Blockierungen L1, L5, S1?

Unterschenkel geschient: siehe unter *Faszienverzerrungen* S.43 ff.

Schmerz entlang der Fuß<u>innen</u>seite bis Achillessehne: Oft kein Problem der Achillessehne, sondern zu große Belastung des Großzehenballens (z.B. beim Ballett) führt zu Weh in M. Flexor poll. longus und am Innenknöchel sowie in der Achillessehne.

Schmerz entlang der Beinaußenseite von oberhalb des trochanter bis unterhalb Knie: Triggerpunkte in Vastus lat. auf mittlerer Höhe des Oberschenkels können Ursache sein. Wird oft vom Klienten als Ischiasweh missdeutet.

Schmerz vom Gesäß über Oberschenkelrückseite in Unterschenkelvorderseite bis Zehen 2-4: Nerv zwischen L4 und 5 komprimiert.

Schmerz vom Gesäß über gesamte Beinrückseite bis Ferse und 5.Zeh: Nerv zwischen L5 und S1 komprimiert.

Kniestreckung schwach sowie Taubheit des anterior-medialen Aspekts des Unterschenkels = L4 Nervenwurzel komprimiert.

Schwache Dorsiflektion des Fußgelenks sowie Taubheit auf Fußrücken und laterale Wade = L5 Nervenwurzel komprimiert.

Schwache Plantarflexion des Fußgelenks sowie Taubheit am lateralen Fußrand und Wadenrückseite = S1 Nervenwurzel komprimiert.

Scharfe Schmerzen an Unterschenkelvorderseite (shin splints): häufig bei Athleten. Füße und Unterschenkel (bes. Waden) bearbeiten.

Wadenkrämpfe: Cimicifuga C30, Zincum metallicum oder Zincum valerianum (jeweils C30 oder D12). Evtll. Dysfunktion von L 5.

Wadenschmerz: Evtll. Ist M. Quadriceps des anderen Beins verkürzt.

Ischiocrurale Mm. Schmerzt: Evtll. Ist M. Quadriceps des anderen Beins verkürzt.

Charcot-Marie-Tooth-Krankheit (bestimmte Muskelatrophie): siehe S.104

Legg-Calvé-Perthes-Krankheit: siehe S.117

Kürzeres Bein bei Kindern: An kürzerem Bein nachts weichen Wollstrumpf tragen. Bein wächst dann signifikant schneller.

Brustkorb

Trichterbrust: Gewebe vom Sternum abziehen.

Brustschmerzen, die nicht herzbedingt sind: Bauchatmung erlernen lassen und Seele (Stress) behandeln.

Brustbeinschmerz: Evtl. T2

Brustkorbprobleme: Evtl. viszeral bedingt (Leber, Galle, Magen, Duodenum, Niere, Lunge, Colon, Pericardium, Herz)

Siehe auch *Rippen* (S.69)und *Herz* (S.60)

Fuß

Plattfuß: Verdickte Fußknöchel. Ursache: schwache Peronei.
Wenn sich während SI der Körperbau wandelt, geht dies manchmal mit dem Ausreifen einer in der Kindheit oder Pubertät steckengebliebenen Entwicklung einher. Der Plattfuß z. B. ist nicht unbedingt ein - ursprünglich intaktes – zusammengesunkenes Fußgewölbe, es handelt sich vielmehr oft um einen nicht zur Gewölbebildung entwickelten Kinderfuß. Der Senkfuß ist ja für die Wachstumsphase des Kindes, in der es noch nicht laufen kann, normal. In dieser Phase ist so mancher Fuß stehengeblieben. SI kann die Entwicklung eventuell wieder in Gang bringen, auch wenn die Resultate zunächst mehr spür- als sichtbar sind. Denn das Entstehen sichtbar höherer Fußgewölbe braucht längere Zeit. Übung bei Lehnert-Schroth, S.65, siehe *Literatur*
Einlagen: weg (auch noch für 1 Jahr nach SI).

Klumpfuß: Fuß in Supinations- plus Adduktionsstellung. Spricht nicht so gut auf SI an. Aber: oft sind ISG (z.B. durch Seitneigung des Sacrums) und a/o-Gelenk blockiert. Rücken, bes. LWS. Fußvorderseite hart und kurz.

Hackenfuß: Fuß ist Richtung Schienbein gebogen

Sichelfuß kann strukturell oder durch knöchernen Fehlwuchs entstehen. Test: Wenn ich Fuß in Normalposition bringen kann, ist es strukturell. Bei strukturellem Sichelfuß: Außengewölbe streichen (Reflexauslösung), Adduktoren, ISG und a/o-Gelenk.

Hallux valgus (großer Zeh zu anderen Zehen hin gebogen, Großzehengrundgelenk heraussthehend):

- Außenrotierte Beine führen zu unnötig viel Reibung des Hallux mit dem Boden.
- Wehesten Punkt im Zehengelenk finden und Daumennagel tief hinein, Gelenk auseinanderbringen und mit dem Nagel wiederausrichten (schmerzhaft!).
- Rossiter-Technik: Klient steht im 90° Winkel neben einer Wand, Behandler an seiner Seite. Behandler nutzt einen Stuhl für sein Gleichgewicht. Den Fußballen in die Spalte zwischen erstem und zweitem Zeh platzieren. Langsam das eigene Gewicht voll auf den Fuß verlagern. Nun verlagert Klient sein Gewicht auf seine Zehen. Dann dreht Klient seinen Körper erst soweit zur Wand, wie es geht, ohne das Gewicht vom zu behandelnden Fuß zu nehmen, dann zum Behandler und schließlich zurück in die neutrale Position. 3x pro Sitzung.
- Übung: Sitzend. Beleistift längs der Großzehenseite des Fußes. Der große Zeh bleibt in Bodenkontakt, während er Richtung Bleistift „gleitet". Die kleineren Zehen dürfen nicht in die Gegenrichtung gehen. Sanftes Massieren des Innengewölbes ist für die Wahrnehmungsfähigkeit hilfreich. Falls bei der Übung ein Krampf auftritt: leichte Massage des M. Abductor Hallucis lo. und danach die Übung wiederholen. Geduldiges Üben für mehrere Monate ist nötig.
- Übung bei Lehnert-Schroth, S.66, siehe *Literatur*

Hammerzeh: Faszial bearbeiten. Nachts Zitronenschale überstülpen (Pressel)

Überdehnte Bänder:

- Oft zu wenig Beweglichkeit in Hüfte und/oder Knie.
- Im Falle lateraler Bandüberdehnung ist der Fuß evtll. innenrotiert.
- Nicht selten funktionale Ursache im Nervensystem. In dem Fall Tracking und Tuning Board hilfreich.
- Einige Tage nach SI-Behandlung erhöhte Verletzungsgefahren meiden.
- Soforthilfe im Akutfall: 10-12 Min. Fuß ins Eiswasser. Kleine Unterbrechungen sind o.k.

Fußextensoren gelähmt: Nicht an Unterschenkelvorderseite arbeiten, sonst hängt der Fuß noch mehr.

Irreguläre Bewegungen der dorsalflektierenden Sehnen im Stehen: Dysbalance zwischen Dorsal- und Plantarflektoren oder eingeschränkte Kniepropriozeption durch Gelenkpathologie des Knies (siehe *Kniescheibe* unter *Knie* auf S.65 ff.) oder des Fußes. U.U. liegt S1-Wurzel-Syndrom vor.

Fußgelenk verstaucht (sprained ankle):

- Wenn akut verstaucht: Bauchlage, Bein im Knie angewinkelt, Fußgelenk gestreckt. 5-10 Min. Unterschenkel bearbeiten (Pressel)
- 12.Rippe bearbeiten.
- Gesichtspunkt der Faszienverzerrungen (siehe S.47 ff.):

Vergleichskategorie	Kontinuum der Faszienverzerrung	Triggerband der Faszienverzerrung	Faltende Faszienverzerrung
Verletzungsart	Fußgelenksversion (calcaneus knickt nach außen ab)	Fußgelenkseversion mit Fußverdrehung	Eversion oder Verdrehung mit nach unten gehaltenem Fuß
Geschichte	sich verfangen	Stufe abwärts	Gemeinsames Fallen mit jmd., der auf Fuß des Betroffenen steht
Schmerzart	Schmerz an einem oder mehreren Punkten	ziehender Schmerz die Wade hoch	tief im Gelenk
Schwellung	laterales Fußgelenk	laterales Fußgelenk	laterales und/oder mediales Fußgelenk (evtll. Knochenbruch)
Häufigkeit	häufiger	seltener	ungewöhnlich

Generell: Knochenbruch muss ausgeschlossen sein. Wenn eine Verstauchung längere Zeit geschient wurde, kann das zu Spiralverzerrungen (siehe *Faszienverzerrungen* auf S.43 ff.) führen.

Behandlung (siehe auch unter *Faszienverzerrungen*, S.43 ff.):

1) Kontinuum-Verzerrung:
   a) Behandlung der anterior Verzerrung, d.h. dort, wo der Fuß nach oben beugt.
   Fuß in leichter Dorsalflexion halten. Direkt mit Daumenspitze in den am meisten schmerzenden Punkt drücken (fühlt sich

an wie kleine Vitamingelkapsel), bis Release eintritt (und plötzlicher Schmerznachlass). Dorsalflexion sollte wieder möglich sein. Evtll. noch eine andere als anterior Fußgelenkkontinuums-Verzerrung vorhanden.

b) Behandlung der lateralen Gelenkkontinuum-Verzerrungen (1-5 Stück). Behandlung, während Fußgelenk in leichter Eversion gehalten wird. Eversion und Inversion sollten danach wieder möglich sein (aktiv und passiv). Danach sollte Klient laufen können mit wenig oder keinem Schmerz. Eisanwendung gut.

c) 24-48 Std. später noch mal checken.

2) Triggerband-Verzerrung:

a) Behandlung wie unter 1) a)

a) Behandlung des lateralen Triggerbands: von lateral des Unterschenkels in Sockenhöhe zum Gelenk; von dort um und unterhalb des lateralen Malleolus; von dort zum Fußrücken; von dort distale Metatarsalknochen oder Zehenende (meist 4.+5.Zeh). Eventuell auch umgekehrte Richtung.
Es können auch noch andere Bänder da sein (lat./ant. oder lat./post.). Eis gut.
Beweglichkeit u.U. nicht gleich nach Behandlung. In dem Fall Klient in Bauchlage, sich an Kopfseite festhaltend. Fuß dorsal beugen unter Traktion, bis es ein Pop-Geräusch gibt.
Eventuell auch die Schritte unter 1) b)

a) Siehe unter 1) c)

3) Faltungs-Verzerrungen:

a) Behandlung wie unter 1) a)

b) Behandlung aller Faltungs-Verzerrungen. Mit ineinandergefalteten Händen Traktion des Mittelfußes (in leichter Dorsalflexion haltend). Ca. 15-120 Sek. Mehrfach wiederholen in verschiedenen Richtungen. Evtll. Schritte unter 1) b). Eis gut.

c) Siehe unter 1) c)

4) Spiralige Verzerrungen:
Behandlung mit der Technik B) unter Spiralige Verzerrungen

Durchblutungsstörungen:

- Wärmeverteilung im Körper (Blutgefäße): Transversalfaszienrelease
- Tanzen
- Blaue Zehen: kann durch eine einseitige Sympathikus-Überaktivierung verursacht sein. Mangel an motorischem Input in ei-

nem Teil der anderen Körperhälfte (z.B. anderes Bein).
- Evtll. Dysfunktion L 5
- Evtll. mangelhafte Bauchatmung.

Bei **Fußproblemen** ist nicht selten das Os cuboideum blockiert.

Fußgelenksschmerz: Nackenarbeit (Pressel)

Fuß verstaucht: siehe unter *Faszienverzerrungen*, S.43 ff.

Fersenbruch: siehe unter *Faszienverzerrungen*, S.43 ff.

Schmerz entlang der Fuß<u>innen</u>seite bis Achillessehne: Oft kein Problem der Achillessehne, sondern zu große Belastung des Großzehenballens (z.B. beim Ballett) führt zu Schmerz in m. Flexor poll. longus und am Innenknöchel sowie in der Achillessehne.

Hornschwielen: nachts Zitronenschale überstülpen (Pressel)

Mögliche Ursachen für **Fersen-** und/oder **Fußsohlenschmerz:**
- Plantar-Faszitis (siehe S.124)
- Arthritis (siehe S.99 f.)
- Medialer Nerv eingeklemmt
- Entzündung des subcalcanealen Schleimbeutels
- Knochenverletzung
- Tarsaltunnelsyndrom
- Kompletter Riss der Plantarfaszie
- Triggerpunkte im Bauch des Gastrocnemius oder im Soleus strahlen in Ferse aus (=scheinbare Plantarfaszitis). Allerdings kann verändertes Gehen durch Plantarfaszitis Triggerpunkte in den Gastrocnemii bzw. im Soleus hervorrufen.

Nächtliche Fußkrämpfe: Magnesium- oder Calciummangel. Oder Körpergewicht wird nicht genug nach unten abgegeben → zu viel Halten in Unterschenkeln. Nachts Entspannung → Krämpfe.

Schmerz vom Gesäß über Oberschenkelrückseite in Unterschenkelvorderseite bis Zehen 2-4: Nerv zwischen L4 und 5 komprimiert.

Schmerz vom Gesäß über gesamte Beinrückseite bis Ferse und 5.Zeh: Nerv zwischen L5 und S1 komprimiert.

Schwache Dorsiflektion sowie Taubheit auf Fußrücken und laterale Wade = L5 Nervenwurzel komprimiert.

Schwache Plantarflexion sowie Taubheit am lateralen Fußrand und Wadenrückseite = S1 Nervenwurzel komprimiert.

Fußballen entzündet bei großem Zeh: Ursache ist Rotation des Metatarsalknochens mit dem Phalanxknochen des Zehs. Gewebe des Fußes geht nach lateral. Behandlung: Das Gewebe des Fußes nach medial verschieben, während gleichzeitig Metatarsalknochen nach lateral und die Phalanx nach medial gedreht werden.
(L.Schultz)

Charcot-Marie-Tooth-Krankheit (Muskelatrophie): siehe S.104

Fußprobleme: Evtl. viszeral bedingt (Blase, Leber, Galle, Niere)

Zweiter Mittelfußknochen abgesunken:
- Kühlen
- Im Stehen beiden Füßen besenstieldicke runde Holzstäbe längs unter die betroffenen Mittelfußknochen legen. Klient soll mit vollem Gewicht auf den ganzen Füßen stehen.
- Geleinlagen vorn im Schuh.

Fersensporn:
- Periost ist vom Knochen weggezogen und die Osteoblasten füllen diesen Raum unterm Periost (Kallusbildung).
- Faszie gegen den Zug des Periosts arbeiten, also in Richtung Sporn arbeiten, d.h. die Plantarfaszie Richtung Fersenvorderseite. Und langsam, aber tief, um den Knochen herum arbeiten (Richtung Sporn).
- Verursachende Aktivitäten beenden (siehe *Plantar-Faszitis*, S.124 f.). Manche ausgeklügelte Sportschuhe können verursachend sein.
- Siehe *Plantar-Faszitis auf* S.124 f.

Hand

Hand- und Ellbogenprobleme: Durch posterior konvexe Mittellinie des Rumpfes und vorfallende Schultern (chronische Armpronation) wird der Raum im Handgelenk eingeschränkt und das Handgelenk muss ständig die Pronation des Arms ausgleichen (z.B. beim Klavierspielen oder PC-Arbeit).

Durchblutungsstörungen: Tanzen hilfreich. Evtl. mangelhafte Bauchatmung.

Hand und/oder Arm schläft ein (numbness):
- 1.Rippe ist hochstehend oder Rotation an der Verbindung HWS-BWS inklusive Rippenrotation.
- Gefäßkompression, wahrscheinlich in Pectoralis minor Gegend
- Nerven abgeklemmt
  - auf HWS-Ebene
  - auf Ebene des Thoracic outlet
  - Radialnerv an Medialseite des Oberarms
  - im proximalen Unterarm
  - Carpaltunnel (Daumen, Zeigefinger, evtll. Ringfinger, aber nicht kleiner Finger)
- Eventuell ist es kein Mangel an Empfindung, sondern Muskelschwäche-Gefühl. Mit vibrierenden Bewegungen testen, ob Empfindung da ist.

Carpaltunnelsyndrom: siehe S.103 f.

Handbeschwerden: Blockierung C7/T1 bei Schmerzen an Ring- und Kleinfinger, jeweils innen, Muskeln des Kleinfingerballens. Blockierung von C6/7 bei Schmerzen an mittlerem Finger. Blockierung C5/6 bei Schmerzen am Daumen außen.

Handgelenksbruch: siehe unter *Faszienverzerrungen,* S.43 ff.

Brennender starker Schmerz vom Arm her in die Hand ausstrahlend: zum Arzt, weil eventuell Reflex Sympathetic Dystrophy vorliegt.

Palmarfaszie der Hand ist **verdickt**, so dass die **Finger** (bes. Ring- und Mittelfinger) in Beugung gezogen werden **(„Dupuytren's Kontraktur")**:
- Palmarfaszie und **Knötchen** lange und oft behandeln.
- Knötchen mit Fingernägeln picken und an den „Gitarrensaiten" ziehen, an denen die Knötchen sitzen.
- Vitamin B und Aminosäure L-arginin (2 g pro Tag)
- Operationen verschlimmern die Situation (noch mehr Myofibroblasten).

Handwurzelknochen steht dorsal heraus bei gebeugtem Handgelenk:
- Gelenk für Gelenk einen Knochen stabilisierend vom benachbarten lösen und alle Bewegungsrichtungen wiederherstellen. Mit dem mid-Carpal-Gelenk beginnen, dann alle Handwurzelkno-

chen, dann das radiocarpale Gelenk, dann proximales und distales radio-ulnares Gelenk, dann Daumen.

- Wie oben, aber indirekt. An distalen Phalanges beginnen und dann alles bis ulna-radius.
- Osteopathische Thrust-Manipulationen:
  - radio-ulnare Gelenk (Arm liegt in Pronation)
  - radio-carpales Gelenk
  - Daumen (entweder in Flexion oder Extension hineinarbeiten)

Schwellung und Schmerzen der Finger<u>mittel</u>gelenke: Jacaranda D12 oder C30. **Schwellung und Schmerzen der <u>kleinen</u> Fingergelenke:** Ledum D12 oder C30

Charcot-Marie-Tooth-Krankheit (Art Muskelatrophie): siehe S.104 f.

Finger verstaucht: siehe unter *Faszienverzerrungen* auf S.43 ff.

Fokale Dystonie (Musikerkrankheit):

Die lokale Störung betrifft meist Regionen, die präzise Bewegungen ausführen. Betroffen sind häufig Musiker, Uhrmacher, Chirurgen, etc. Gliedmaßen wie Finger, Hand, Lippe usw. sind nicht in der Lage, bestimmte Bewegungen auszuführen. Die Bewegung erscheint stattdessen chaotisch und nicht kontrollierbar (Zittern).

Es handelt sich um eine fehlerhafte Abstimmung der sensorischen Motorik in bestimmten Hirnzonen. Einer Theorie zufolge sind die einzelnen Zentren der Abbildung in dem Maße vergrößert, dass sich die Regionen überlappen und somit angrenzend Motorik ausgelöst wird. Der Mittelfinger soll sich bewegen, der Ringfinger wird aber mit angesteuert, der Ringfinger wird wieder zurückgerufen, steuert gleichzeitig den Mittelfinger an, und somit entsteht ein Teufelskreis an Bewegungsinitiation und –hemmung. Strukturelle Probleme (Kopf, Schultern, Unterarm, Finger), eine Schwäche der intrinsischen Handmuskeln gegenüber den extrinsischen und ungünstige Bewegungsmuster sind oft ursächlich beteiligt.

Wenn die Erkrankung chronisch wird, können Sehnen und Muskeln degenerieren, Narbenbildung schränkt die Mobilität ein und komprimierte Nerven erzeugen Schmerz.

Behandlung:

- Botulinumtoxin (wird in bestimmte Muskelregionen gespritzt und hemmt die übermäßig starken Muskeltraktionen)

- SI kann dieses Ziel unterstützen (Beispiel: Leon Fleisher, Pianist aus den USA)
- Durch gezielte Übungen die fehlgeleitete Motorik desensibilisieren und die Motorik neu kalibrieren. Wichtig: Nicht mit schierer Kraft gegen die Blockierung üben. (Siehe auch Handbuch für SI, Bd.1)

Handprobleme generell: Rossiter-Techniken (s. Buch, S. 124-159)

Wenn nach Behandlung von Armen und Händen Schmerz aus der Hand ins Handgelenk und in den Oberarm wandert oder nach einiger Zeit wiederkehrt:
Wirbelsäule dehnen. Evtll. handelt es sich um eine Erstverschlimmerung. Alltagsbewegungen checken (zu viele Muskeln engagiert z.B.?) und Pre-Movement checken. Evtll. sind „Flaschenhalsengen" in Arterien entstanden (z.B. arterieller Plexus brachialis zum Biceps). Lymphen, Venen, Liquor. M. Supinator checken.

Haut

Hautflechten: sich fernhalten und nicht darübergleiten. Kann sonst schlimmer werden.
Hautkrankheiten und Allergien: Oft seelisch bedingt. Akute oder chronische Gründe können sein: Unterdrückung von Frustrationsgefühlen, von Wut, Feindseligkeit, Sehnsucht nach Zärtlichkeit (Berührungsmangel). Entwicklungsbedingt liegt oft Mangel an Körperkontakt mit der Mutter vor. Siehe auch *Asthma* (S.100 f.) und *Allergien* (S.97 f.).

Herz und Kreislauf

Atemqualität hat großen Einfluss auf Herz und Kreislauf.

Herzbeschwerden: Eventuell Blockierungen zwischen C5 und T4. Evtll. brauchen Behandlung: Anus, Pubes, Zunge, Mund.

Herzrhythmusstörungen: Über eine Stimulierung des vegetativen Ganglion Impar an der Vorderseite des Steißbeins kann die

Herztätigkeit regulierend beeinflusst werden. Außerdem: M. Rectus abdominis.

Nebenwirkungen von **Herzschrittmachern**:
- Störung des elektromagnetischen Feldes des Körpers und seiner Gewebe.
- Rotation und anterior Verschiebung der 1. und 2. Rippe links.
- Rigidität der vorderen Nacken- und Thoraxmuskulatur der linken Seite.
- Craniale Verzerrung und Verlust der peripheren Sicht links
- kann durch Störung des elektromagnetischen Feldes Kiefergelenks-Probleme verursachen.
- Unterkiefer-Spannung und Schmerz an linker Kopfseite.
- Taubheit im linken Arm.

Herzinsuffizienz: Bewegung (Sport, Tanz, Tai Chi usw.) wirken lebensverlängernd. Ca. ½ Std. täglich.

Blutdruck:
- Generell: Os sphenoid
- Hoher Blutdruck: Atmung normalisieren
- Niedriger Blutdruck: Tanzen, eventuell T5

Akuter Kreislaufkollaps: Veratrum album D12

Wärmeverteilung im Körper (Blutgefäße): Transversalfaszienrelease. Ernährung: Öle, Gewürze, Rohkost, Hirse, Butter.

Hüftgelenk

Hüftprobleme: Mögliche Ursache kann der Verlust der kontralateralen Armbewegung beim Gehen sein. Nicht selten gibt es Probleme in der kontralateralen Schulter.

Hüftprobleme: Evtll. viszeral bedingt: Blase, Caecum, Sigmoid, Niere, Verbindung zwischen Blinddarm und Krummdarm (Teil des Dünndarms, der in den Dickdarm mündet)

Schmerz in Hüftgelenk:
Ursache u.U.: Obturatorarterie versorgt das Gelenk unzureichend mit Nährflüssigkeit. Obturator internus bearbeiten. Evtll. ziehen verkürzte Adduktoren und verkürzter Iliopsoas den Femur zu sehr in das Hüftgelenk (Komprimierung).

Coxa Vara: Abduktion ist reduziert. **Coxa valga:** Abduktion ist verstärkt.

Fehlerhaft ausgebildete Gelenkpfanne (Hüftdysplasie): Hüftluxation/-dysplasie mit Steilstellung des Oberschenkelhalses. Meist bei Mädchen. Meist einseitig. Nach Steißlage.

Zeichen:
- einseitige Hüft-Abspreizhemmung
- Glutealfaltendifferenz
- Asymmetrie der Beckenkonturen, reversible Oberschenkellängendifferenz (d.h. ein sonst kürzeres Bein ist gleichlang oder ein sonst gleichlanges Bein ist länger)
- einseitig verzogene Vulva

Strukturelle Gesichtspunkte:
- Adduktoren tragen dazu bei.
- ISG häufig blockiert.
- Die Steilstellung führt nicht zu x-Bein.
- Bei einseitiger Dysplasie: Die Steilstellung verlängert das Bein gegenüber dem anderen (→ Beckenschiefstand). Falls das Bein sonst kürzer wäre, ist es durch die Steilstellung gleich lang wie das andere.

Steilstellung des Femurhalses kommt auch vor ohne Fehlbildung der Hüftgelenkspfanne.

Hüftarthrose bei Ballettänzern: Sie haben oberes Schwerkraftzentrum weit vorn, was normalerweise zur Innenrotation der Femori führt. Stattdessen drehen sie beim Tanzen die Femori nach außen. Das erzeugt Konflikt und führt zu Coxarthrose.

Künstliche Hüfte (Hüft-OP):
- Strukturelle Ursachen werden durch künstliches Gelenk nicht beseitigt. Oft gibt es später Probleme in der anderen Hüfte oder im Knie.
- Von den tiefen Beckenrotatoren wird nur der Piriformis wieder angebracht, die anderen werden „geopfert".
- Da das künstliche Gelenk keine Nerven hat, hat es kinästhetischen Sinn verloren. Sinnvoll ist ein Gehstock als sensorische Bodenspür-Hilfe (aber nicht aufstützen).
- SI ist 10 Monate nach OP sinnvoll. Bearbeiten: Verkürzungen in Innen- und Außenrotatoren, Glut. med. und Piriformis. Aber

auch vor einer OP ist SI sinnvoll, damit die umhüllenden Gewebe für die neue Hüfte „bereit" sind.

Iliosakral-Gelenk (ISG)

Ursachen:

- Bei ISG-Problem sind evtll. das **Iliotibialband (fascia lata)**, der **Tensor fasciae latae** und der **Quadriceps** zu kurz und fest. In der fascia lata liegen auch viele Triggerpunkte. Bei der Behandlung soll Klient die Hüfte beugen, strecken und drehen. Denn das Gewebe hat u.U. den Femurkopf so abweichend in die Pfanne gedrückt, dass das Becken am ISG verdreht ist.
- Kurzes Bein
- Sacrumfehlstellung
- M. Iliacus verkürzt (seine Fasern können bis zum Sacrum reichen)
- M. Piriformis verkürzt
- HWS-Probleme
- Craniosacralproblem: Still point Technik
- Viszeralprobleme: Magen, Sigmoid, Colon, Pankreas, Ileocecal Verbindung, Uterus.

Tests, ob Fascia lata zu kurz ist:

- Rückenlage, Gesäß am Liegenrand. Ein Bein hält Klient angezogen. Das andere hängt von der Liege herab. Wenn Bein und Knie abduziert sind, ist fascia lata zu kurz.
- Seitenlage, betroffenes Bein oben, Hüfte und Knie des Beins 90° gebeugt. Bein wird am Fußgelenk angehoben (Klientin kann durch Abduktion helfen), bis Iliotibialband auf dem großen Trochanter ist. Das Knie fallen lassen. Kommt das Knie nicht bis auf Liege, ist Fascia lata zu kurz.
- Seitenlage. Beide Beine leicht gebeugt, das obere vor dem unteren liegend. Mit beiden Daumen Iliotibialband nach hinten über den großen Trochanter rollen. Wenn sich die Ferse dabei vom Tisch hebt und das Bein innenrotiert, liegt Verkürzung vor.

Checken: LWS, Lumbodorsalverbindung, Atlantooccipitalverbindung, Psoas, Leisten, Piriformis, Interosseus Membrane der Unterschenkel, tiefe Rotatoren des Beckens

Blockierungen des ISG:
- Nicht während des Eisprungs und nicht unmittelbar vor Menstruation lösen. (Barral)
- Schaumstoffball (so groß wie Tennisball) für einige Minuten zentral unters Sacrum legen. Gewicht und Craniosacral-Rhythmus lösen die Blockade.

Kreuzbein schmerzt beim Hinsetzen oder Sitzen: Ligg. Sacrotuberalia sind verkürzt (und drücken Sitzknochen zusammen), sodass ISGs nicht richtig schließen, also Becken in posterior Kippung fixiert. Rollt Klient genug ab beim Gehen?

Kreuzbein schmerzt während des Aufstehens, Stehens oder Gehens: ISGs können nicht richtig öffnen, also Becken in anterior Kippung fixiert, zwischen Sacrum und L5 ist nicht genügend Platz. Rollt Klient genug ab beim Gehen?

Kiefergelenke

Überdehnung der Kaumuskeln (z.B. beim Zahnarzt) kann zu Spasmus führen.

Herzschrittmacher kann durch Störung des elektromagnetischen Feldes TMJ-Probleme verursachen.

Klickgeräusche: Dysbalancen der Muskulatur und/oder überdehnte Bänder → Disc springt beim Schließen oder beim Schließen und Öffnen des Mundes raus.

Chiropraktisches Einrichten Kiefergelenks ist wenig effektiv, da es sich um Gelenke handelt, die in allen Richtungen frei beweglich sind.

SI-Behandlung:
- SI sinnvollerweise vor Bisseinrichtung durch den Zahnarzt.
- Arbeitsweise für Mm. Pterygoidei: Während der manuellen Arbeit öffnet und schließt Klient leicht den Mund abwechselnd. Dann ganz schließen lassen, das dehnt die Gelenkkapsel.
- Klicken kann auch nach SI für einige Tage andauern, da die Bänder länger als Muskeln brauchen, sich anzupassen.

- Klient sollte nach SI-Behandlung nicht ständig Kiefergelenk-Bewegung oder Klicken testen (vor allem nicht durch rechts-links Bewegungen des Unterkiefers).

Kiefergelenk-Syndrom:

Symptome: Nackenschmerzen, Kopfweh, Gelenkblockade des Kiefers, Schmerzen beim Kauen, Knacken, Tinnitus, Ohrenschmerzen, Gesichtsschmerzen

Ursachen:

- Fehlbiss oder Zahnhöhe nicht o.k.
- Kaumuskeldysbalancen
- Trauma
- Bruxismus
- Chronisch einseitiges Kauen
- Diskus beschädigt
- Kaumuskelspastik
- Entzündung der Gelenkkapsel oder der Bänder
- Cranialprobleme (Os temporale, Kiefergelenke, spheno-basilar-strain, Maxilla, Vomer, Gaumen)
- Becken
- HWS
- Skoliose
- Sauerstoffmangel
- Unterdrückte Aggressionen oder „Sich-druch-Beißen"

Knie

Knieschmerzen/ und -probleme:

- Drückt die Kniescheibe aufs Gelenk, weil die Knie (im Stehen) zu sehr gebeugt sind? Trifft oft auf Profiradler z. Aufgrund der Kondylenform des Femur kann der Knorpel geschädigt werden.
- Checken: Hüfte, Fußgelenke, L3, Fascia lata (bei Weh der lateralen Knieseite; oft bei Profiradlern), Schienbeinfaszie, Unterkiefer, Niere, Leber
- Mehr Elastizität in Unterschenkel herstellen.
- Nacken bearbeiten (Pressel)
- Überdehnte Bänder: einige Tage nach SI-Behandlung erhöhte Verletzungsgefahren meiden.
- Ungenügende Streckung des (hinteren) Beines beim Gehen, d.h. ungenügende Massage und Ernährung des Meniskus.

- Knieschmerzen vorn: Ischiocrurale Mm. Zu kurz, M. Quadriceps zu wenig aktiv, Beckenrotationen.

Knieprobleme: → Gewichtsverlagerung auf anderes Bein → WS-Kompensation → Spannung in Nacken und Schultern.

Arbeitsweise: Kniemotility bearbeiten → bessere Gewichtsverteilung → Becken rechts-links horizontaler. Dann verbleibende Probleme im Schultergürtel bearbeiten.

Kniescheibe bewegt sich in kurzen zuckenden Bewegungen auf und ab: Ist durch Hyperaktivität des M. Rectus femoris bedingt. Ursache: veränderte Propriozeption des Kniegelenks, oft bedingt durch Gelenkpathologie (z.B. innerer Meniskus oder Kreuzbänder).

Kniescheibe gleitet nach lateral:

- Vastus lat. und Tractus iliotibialis sind zu kurz.
- Sich vorstellen, dass die Kniescheibe medial und lateral kleine Zügel hat, die ausgleichend angezogen werden, wenn die Kniescheibe bei Bewegungen nach lateral zu gleiten droht.

Erweichung oder Aufrauen des Knorpels an der Rückseite der Patella (Chondromalacia patellae). Ursache oft: Bei Kniebeuge einseitiger Zug an und Verschiebung der Patella durch Verkürzung von M. Vastus med. oder lat. oder Rectus femoris oder Ischiocrurale oder Iliotibialband.

Kniescheibenprobleme generell:

- Beim Beugen und Strecken des Knies sich ein kleines Luftkissen hinter der Kniescheibe vorstellen, auf dem die Kniescheibe gleitet. Oder man stellt sich vor, dass die Kniescheibe wie ein nasses Stück Seife in einer Rinne auf und ab gleitet.
- Wenn akut: 7 Tage Ruhe, Eis und Knie hochlagern.

Nach Knie-OP:

Nach Knie-OP wird in der Krankengymnastik der M. Quadriceps auftrainiert. Das ist jedoch immer von reflexartiger Tonuserhöhung der Ischiocruralen begleitet, was zu Gelenkskompression führt.
Alternative:

a) Quadriceps aktivieren durch Tonusreduzierung der Ischiocruralen (manuell oder durch Dehnung).

b) Raumorientierung (aufwärts, Boden und Ziel) vermitteln. „Hindernis" (Treppe, Stufen) sollte „nebenbei" genommen werden. Körper koordiniert sich dann von selbst.

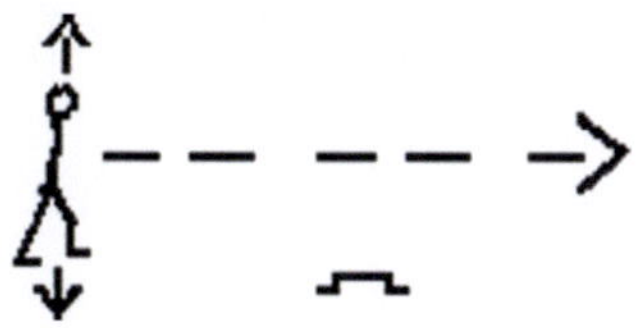

Kniearthritis: Hochhackige Schuhe führen zu Stress der medialen Knieseite, was degenerative Kniegelenkveränderung hervorruft. Hinzu kommen eine Verkürzung der Waden sowie der Verlust der Fußknöchel-Beweglichkeit durch die Schuhe, was das Knie zusätzlich belastet.

Kreuzbandriss ist **Kontraindikation für SI.** Anzeichen dafür: Vor-und-zurück-Überbeweglichkeit der Tibia.

Knie verstaucht: siehe unter *Faszienverzerrungen* auf S.43 ff.

Kniestreckung schwach sowie **Taubheit des anterior-medialen Aspekts des Unterschenkels** = L4 Nervenwurzel komprimiert

Zyste an Kniekehlenrückseite (Baker's Zyste): Oberschenkel- und Unterschenkelrückseite befreien für Abfluss der Synovialflüssigkeit. Muss evtll. mehrfach wiederholt werden.

Kopf

Kopfstellung: evtll. Problem der Pleuraaufhängung an HWS

Verschiebung des Kopfes in der Horizontalen → Änderung des hydrostatischen Drucks in den verschiedenen Gehirngegenden. Denn die unbalancierten Oberflächenmuskeln verteilen Spannungen auf dem Schädel. → Auswirkungen auf innere Beziehungen und Druckverhältnisse im Nervengewebe, auf Blut, Lymphe und Rückenmarkskanalflüssigkeit.

Chronische Kopfneigung nach vorn-unten:

- Atlas-Fehlstellung

- Muskeln um Augen oder 3.Hirnnerv problematisch. SI kann da nicht helfen.
  Test: Klient soll Bleistift mit Augen folgen (horizontale und diagonale Bewegung ca. 20 cm vor Kopf des Klienten). Kann ein Auge oder können beide Augen nicht folgen?
- Cerebellum funktional gestört
  Test wie oben. Stotternde oder fangende Augenbewegungen?

Leber

Evtl. **T5**.

Leberzirrhose: Leber zieht an visceralem Teil des Halses.

Atmung beeinflusst Leberfunktion.

Leiste

Leistenprobleme (oft bei Fußballspielern): Adduktoren verkürzt

Leistenbruch: Oft zieht die umgebende Muskulatur (Psoas, Abdominalmuskeln.) das Gewebe auseinander.

Leiste zieht: siehe unter *Faszienverzerrungen* auf S.43 ff.

Evtl. stehen die **Femurköpfe** zu weit anterior.

Nebenhöhlen (Nase und Stirn)

Chronische Nasen- oder Stirnhöhlenentzündungen: Gewebe entzündet. Die Öffnungen der Gänge, die aus Sinushöhlen in den Nasenraum führen, können sich durch SI, bes. durch Nasenarbeit öffnen. Und craniosacral an vertical strain des spheno-basilaren Gelenks arbeiten. Viszeral die Leber checken.

Trockene oder **feuchte Nasengänge**, **Geruchssinn**: Craniosacral arbeiten an Vomer, Sphenoid, Os frontale, Ethmoid.

Ohren

Chronische Ohreninfektion:

- M. Tensor levator palatini verschließt die Eustachische Röhre.

- Besonders bei Kindern ist der Lymphfluss gestört, was Stauungen in Becken, Brustkorb, Nacken und dem oberen Teil der Schultern bewirkt.
- Zugang: im Mund nahe dem hinteren Teil des harten Gaumens.

Nervenfluss der Cranialnerven im Hals ist u.U. durch verschobene Kopfknochen oder Halswirbel **gestört**.

M. Tensor tympanon (Nähe M. Pterygoideus lat.) kann beteiligt sein.

Innenohrprobleme und **Hörstörungen** craniosacral behandeln: V-spread, Os temporale, Tentorium, Gaumen, Sphenoid

Mittelohrbeschwerden: Synchondrose sphenobasilaris (Komprimierung) craniosacral bearbeiten

Rippen

Eine Rippe in den beiden costospinal-Gelenken nach oben oder unten gedreht, aber keine Luxation:
Häufig verbunden mit höherer/niedrigerer Schulter. Kennzeichen: Punktueller Schmerz oder Schultergürtel-Nacken-Schmerzen.
Arbeitsweise:

- Rippenbogen befreien: Seitenlage. Eine Hand an Rückenseite, die andere an Vorderseite der Rippe. Während Klient lang ein- und lang ausatmet, manuell befreien. Es ist spürbar, wenn Rippe an ihren Platz zurückgeht.
- Arbeit am Schultergürtel

Gebrochene Rippe: siehe unter *Faszienverzerrungen*, S.43 ff.

Sacrum und Steißbein

Kreuzbein schmerzt beim Hinsetzen oder Sitzen: Ligg. Sacrotuberalia sind verkürzt (und drücken Sitzknochen zusammen), sodass ISGs nicht richtig schließen, also Becken in posterior Kippung fixiert. Rollt Klient genug ab beim Gehen?

Kreuzbein schmerzt während des Aufstehens, Stehens oder Gehens: ISGs können nicht richtig öffnen, also Becken in anterior

Kippung fixiert, zwischen Sacrum und L5 ist nicht genügend Platz. Rollt Klient genug ab beim Gehen?

Test/Anzeichen, ob S1 Nervenwurzel komprimiert ist: Schwache Plantarflexion des Fußgelenks sowie Taubheit am lateralen Fußrand und an Wadenrückseite

Schmerz im Sacrum: U.U. Prostatakrebs oder viszerale Restriktionen (Blase)

Steißbein-Probleme: evtll. viszeral (Rectum, Blase, Niere)

Homöopathie: Calcium carbonicum, Vespa crabro, Equisetum, Sulfur (jeweils D6 oder D30)

Siehe auch *Iliosakral-Gelenk* auf S.63 f.

Schilddrüse

Medikamente erschweren strukturelle Veränderung. Wenn medizinisch vertretbar: Dosis verringern.

Evtll. C7

Os sphenoid craniosacral

Schulter

Schulterprobleme:

- Klient soll beim Schlafen in Seitenlage Raum zwischen Bett und Kopf mit Kissen ausfüllen (gegen Komprimierung der Schulter) und/oder flaches Kissen in die Achselhöhle zwischen Arm und Rumpf nehmen.
- Prominenz des unten-medialen Scapularandes (M. Serratus ant. Ist inaktiv) und hochgezogene Scapulae.
- Ellbogen und Handgelenk checken.
- Hüfte der anderen Seite checken.
- Evtll. C1-4 oder T1 Blockierungen
- Evtll. Herz (linke Schulter)
- Evtll. zu starke Giftablagerungen im Rücken

- Oft Scapula-Dislokation
- Sternoklavikulargelenk (Lig., M. Subclavius). Tests bei P.Schwind: Faszien- und Membrantechniken, S. 92 f.

Typische Altersprobleme:

- Unter 40 Jahren: Verletzungen von Supra- und Infraspinatus, Subscapularis und Teres major
- 50-60 Jahre: Kapselentzündung (Adhäsionen)
- Über 60 Jahre: Schmerzhafte Risse von Supra- und Infraspinatus, Subscapularis und Teres major

Immer wiederkehrende Schulterdislokation: I.Rolfs Armübungen als Hausaufgabe.

Schleimbeutelentzündung:

- Zu weit außenstehende Scapulae komprimieren die Schultergelenke.
- Mit den Fingernägeln wie mit einem Skalpell den M. Deltoideus von dem Schleimbeutel abheben (Adhesionen oft zwischen dem vorderen bzw. medialen Deltoidanteil und dem Schleimbeutel). 5-15 Min. lang.
- Bearbeite gegebenenfalls auch Rippen, Zwerchfell und kleine Finger (L.Schultz).

Arthrose: Klient soll Arm im Alltag von der <u>Hand</u> her bewegen, mit Raumorientierung.

Periarthritis: Evtll. viszerale Probleme: Colon, Nieren, Leber (im Fall der rechten Schulter), Magen (bei linker Schulter)

Schmerz in Bicepsrinne oder am großen Trochanter des Humerus: Gelenk selber ist betroffen.

Deltoideus-Schmerz:

- Spannung des Kiefergelenks → Spannung im Nacken → Spannung in Scaleni → Komprimierung des Plexus brachialis → Deltoideus-Schmerz
- Bei älteren Menschen: Deltoideus wird dünner → Fasern gehen z.T. auseinander → Bursa subdeltoideus kommt raus und wird zwischen Fasern eingeklemmt. Behandlung: Mit Daumen die Bursa kopfwärts wieder reindrücken. Dann den Deltoideus durch Bewegung abduzieren und innen-außen drehen. Schmerzvolle, aber effektive Prozedur.

Cervicobrachiale Neuralgie: evtll. Probleme mit Lungenaufhängung an HWS oder mit Pankreas und Magen

Cervico-brachial-Schmerz: evtll. Lungenaufhängung an HWS.

Gelenkige Verbindung zwischen Acromion und Clavicula ist separiert:
1.Grad: Gelenk ist überdehnt. 1 Woche ruhigstellen (Armschlinge).
2.Grad: Band zwischen beiden Knochen ist gerissen oder angerissen. Gelenk ist schlaff. 1-2 Wochen ruhigstellen (Armschlinge).
3.Grad: Band ist gerissen und Riss in der Kapsel. Evtll. OP

Blockierung C4/5 bei **Schmerzen an vorderer Schulter bis Ellenbeuge.** evtll. Periarthritis des Schultergelenks. Muskeln: Deltoid, Supra- und Infraspinatus, Teres minor

Blockierung C5/6 bei **Weh an vorderer Schulter, Außenseite Arm.** evtll. Epikondylitis lateralis, Styloiditis radii. Muskeln: Biceps, Brachioradialis.

Blockierung C6/7 bei **Schmerzen an hinterer Schulter, hinterer Arm.** evtll. Epikondylitis medialis, Carpaltunnelsyndrom.

Bicepskopf aus Rinne gesprungen:
Test, ob das der Fall ist: Klient abduziert den Arm (Handfläche nach unten). Schmerz tritt auf oberhalb der Horizontalen. Ist auch tastbar.

Erst rund um die Schulter arbeiten, besonders wenn die Sehne schon lange aus der Rinne ist. Das gilt vor allem bei nach vorn gerundeten Schultern.

Behandlung (1): Eine Hand umfasst die Sehne. Klientin atmet aus und entspannt, während sie den Arm hebt und nach innen rotiert. Währenddessen zieht Behandler mit seiner Hand (von oben her kommend) die Sehne in die Rinne. Dann soll Klientin Arm wieder nach außen rotieren und sinken lassen. Sehr schmerzhafte Prozedur.

Behandlung (2): Sehne wieder in Rinne bringen (z.B. rechts): Hinter sitzendem Kl. stehen. Den Ellbogen mit der rechten Hand so halten, dass ich ihn in allen Richtungen kontrollieren kann. Die linke Hand greift die Sehne und fixiert sie dort. Den rechten Arm des Kl. einwärts drehen und nach vorn nehmen, während ich auf der Sehne hänge. Während ich den Arm des Kl. nach lateral und nach unten (ein wenig Richtung Rücken) bringe, bugsiere ich die Sehne in die Rinne. Wie wenn ich die Rinne unter die Sehne manövriere (schmerzhaft). Kennzeichen für gelungenes Manöver: Bewegungsspielraum ist wieder da. Gegebenenfalls wiederholen.

Danach sollte Kl. den Arm einige Tage in einer Schlinge tragen, damit das Gewebe sich erholt und das transversal humeral ligament (soll die Sehne in der Rinne halten und ist verletzt bei herausgesprungener Sehne) heilt. Außerdem Biceps verlängern.

Schmerzende Schulter:

- siehe unter *Faszienverzerrungen*, S.43 ff.
- Vor- oder hochgezogene Schultern komprimieren den Subacromialraum.

Schmerz und Bewegungseinschränkung beim abduzierenden Armanheben: Verkalkung des Supraspinatus. Neuraltherapie, falls SI erfolglos.

Schmerz und Bewegungseinschränkung bei Abduktion plus Innen- bzw. Außenrotation: Gelenk selbst betroffen.

Frozen Shoulder/Adhesive capsulitis:

Schmerzhafte Schultersteife, häufig verbunden mit entzündlichen Prozessen der Gelenkkapsel oder der Rotatorenmanschette. Der Humeruskopf ist gegen die Pfanne und gegen die Bicepssehne gepresst, die Achselfalte geht verloren. Meist Spontanheilung nach 1 ½ bis 2 ½ Jahren.

- Ursachen: Schultergebrauch, Entzündungen, Diabetes, Herz-Kreislauf-Erkrankung, Trauma, OP, Verletzungen des Arms usw.

  Manchmal Spasmus des Infraspinatus, was ihn daran hindert, den Humeruskopf in die Gelenkpfanne hinunter zu ziehen, wenn der Oberarm angehoben wird. Ursache für den Spasmus des Infraspinatus: Erosion der Pfanne des anderen Humerus, wodurch der Humerus nach medial-hinten wandert und der Infraspinatus auf der Seite der frozen Shoulder zu fest wird.
- Symptome: Schmerz am Deltoid-Ansatz, Schmerz beim Schlafen auf der Seite, eingeschränkte Beweglichkeit (bes. Rotationen und Abduktion).
- Behandlung:
  - Schulter aushängen

- Ellbogen und Handgelenk gegebenenfalls beweglicher machen
- Übergänge zwischen C1-4 gegebenenfalls entblockieren
- „Humeral glide" Techniken (J.Asher):
    a) Eine Hand stabilisiert die Schulter, indem der proximale Teil des Humeruskopfes nach posterior gedrückt wird (dadurch flacht die Schulter auf die Liege ab). Andere Hand stützt den Ellenbogen von unten her. Die Hand am Humeruskopf zieht fußwärts, dann 1,5 Min. auf Faszienrelease warten. Auch andere Winkelstellungen des Arms ähnlich nutzen.
    b) Eine Hand am proximalen Teil des Humeruskopfes, diesen in das Gelenk drücken und dabei den Humerus langsam und achtsam vor und zurück gleiten.
- Supraspinatus, Infraspinatus, Teres minor, proximaler Aspekt des Biceps longus, Pectorialis minor, Coracohumeral Lig. (auch in Bauchlage mit Arm über Liegenrand hängend behandelbar).
- Dehnung der Verbindung von Schulterblatt und Arm (auch durch Dehnungsübungen möglich)
- Eine Handvoll Schmerztabletten (Ibuprofen oder Aspirin) führt innerhalb von 1 Std. zu vergrößertem Bewegungsradius.
- Bewegung des Körpers um die an der Wand „fixierte" Hand (Drehen des Körpers zur Wand, weg von der Wand, auf Zehenspitzen hoch bewegen, in Kniebeuge gehen usw.). Die Umkehrung des Fixpunktes (Hand-Arm ist Fixpunkt für die Schulter statt des Körpers) wirkt auf das Nervensystem. Klient soll sich dabei vorstellen, dass die Hand mit der Wand verschmilzt, Teil der Wand wird.

Epicondylitis lateralis:

- Radiuskopf oft nicht frei von Epicondyle (der Radiuskopf sollte bei Supination nach anterior kommen können).
- Triggerpunkt Ansatz des M. Brachialis an der Epicondyle.
- Tiefe Armrückseitenlinie und oberflächliche Armlinie (nach Tom Myers) befreien
- Eis
- Falls der Radialnerv entzündet ist, die Entzündung durch sanftes Komprimieren des Nervs reduzieren.

Schulterprobleme generell: Rossiter-Techniken im Buch, S. 124-159

Schulterblatt

Schmerzen zwischen Schulterblättern: Kann Zeichen eines frühes Stadiums eines Herzinfarkts sein.

Schulterblattprobleme: Können von Problemen der Gallenblase und Leber herrühren.

Wirbelsäule

a) allgemein

Schmerz ist nicht signifikant abhängig von tatsächlichen Befunden. Von 98 Leuten hatten bei einer Untersuchung über 50% ohne (!) Schmerzen eine Bandscheibenausdehnung und über 25% eine Bandscheibenprotrusion/-extrusion.
Physiologische individuelle Unterschiede (z.B. Größe der Foramina) sowie seelische Umstände geben den Ausschlag.
(New England Journal of Medicine, 1994)

75% aller **Rückenschmerzen verschwinden** spontan nach 4 Wochen.

Wenn Klient **Angst vor Schmerzen** hat **bei Bewegung**, dann können akute Schmerzen dadurch chronisch werden.

Rückenprobleme können in bis zu 80% der Fälle durch 8-10 Gläser **Wasser** pro Tag gemindert werden. (Preliminary-Study in USA)

Es ist immer davon auszugehen, dass **Atemprobleme** vorliegen könnten.

Klient soll eine Körperlage suchen, die schmerzfrei ist. Ganz weit in diese Lage reingehen. Nach einiger Zeit langsam wieder herausgehen. (**Positionierungsmethode** aus der Osteopathie).

WS-Gelenk-Arthrose: Knorpelverschleiß → Schmerz und Muskelhartspann sowie Myogelosen.

Rückenschmerzen am Morgen, wird im Tagesverlauf besser: Oft zu lockere Wirbelgelenke. Testen im Stehen und Sitzen, ob WS (ganz oder teilweise) zu beweglich ist beim Seitbeugen, Beugen/Strecken, Drehen. In dem Fall tiefe Muskeln stimulieren (Transversus abdominis z.B.).

Eventuell sind M. Iliacus und Ligg. sacroiliaca (Sacrumbasis anterior) oder Ligg. sacrotuberalia und Beckenboden (Sacrumbasis posterior) zu fest.

Vor dem Aufstehen auf Bauch drehen, in Vierfüßlerstand gehen. Wenn Sacrumbasis posterior ist: Bauch durchhängen lassen und Steißbein nach hinten (oben) gehen lassen (Hängebrücke). Wenn Sacrumbasis anterior ist: Rumpf nach oben durchbiegen (Katzenbuckel).

Entstehung von WS-Problemen als Embryo im Mutterleib: Einseitige Blockierung zweier Wirbel ⟶ Wirbel wachsen nur auf der unblockierten Seite der Wirbel ⟶ Seitverbiegung der WS

Bei **Kindern** entstehen Wirbelsäulenprobleme nicht selten durch das ständige Tragen der zu schweren **Schultornister**.

Wenn **Wirbelprobleme verbunden** sind **mit Unbeweglichkeit der Unterhaut** auf den Wirbeln: Unterhaut voll und fest abheben. Wenn das die Beweglichkeit der Unterhaut nicht verbessert: Osteopathie.

Wenn mehr als zwei benachbarte Wirbel blockiert sind, liegt wahrscheinlich eine Organbeteiligung vor: viszerale Arbeit

Krampf rechts und links der WS kann vom Zwerchfell her kommen.

Stenose (Verengung) des Wirbelkanals: Calcium im Spinalkanal führt zu Druck auf die Dura und die austretenden Nerven. Schmerzen führen zu Schlaflosigkeit und Depressionen. Abhilfe nur begrenzt möglich, durch Dura release. Keine vornübergebeugte Rückenarbeit machen.

Wenn Wirbel versteift/fusioniert worden sind: Risiko von Hypermobilität angrenzender Wirbel. Deshalb Vorsicht dort bei manueller Arbeit.

Laminectomie = Teile der Wirbellamina werden entfernt.

Discectomie = Bandscheibe wird ganz oder z.T. entfernt.

Rückenweh kann durch SI erst zunehmen (Erstverschlimmerung)

Seelische Themen bei Rückenproblemen: mangelnde Unterstützung durch Mitmenschen, Kraftmeier oder mangelnde Kraft, die persönlichen Schattenanteile, Überlastung durch andere oder durch sich selbst, sexuelle Probleme, existenzielle Ängste.

b) HWS

Nackenprobleme:
- evtll. viszeral bedingt (Pleuraaufhängung, die linke Niere ist zu weit unten, Leber, Galle, Magen, Pylorus, Ösophago-gastro-Verbindung, Duodenum, Lunge, Herz, Urogenitalsystem)
- evtll. ist eine Rippe und/oder C1 blockiert
- Verdrängte/angestaute Wut →Halsmuskelanspannung →Verschiebungen von Wirbeln.

Nackenschmerzen: siehe unter *Faszienverzerrungen*, S.43 ff.

Probleme der HWS oder des Übergangs zwischen HWS und BWS: Bei Bauchlage im Bett Kissen unter die Schulter/Brustseite, zu der der Kopf gedreht ist. Dies gilt auch für Bauchlage während der SI-Behandlung.

Schleudertrauma: siehe S.127 ff.

Halswirbelkompression:
- Nicht sofort am Nacken arbeiten, sondern erst Gesamtstruktur (bes. LWS, Sacrum, Brustkorb, Schultern, BWS und Arme) bearbeiten
- Osteopathische Muskelenergietechniken, falls Gewebe überreizt oder entzündet ist.
- Halsvorderseite und Brustkorb vorn dekomprimieren
- Kräftigungsübungen für die Nackenmuskulatur: Kopf neigen (bis zur Bewegungs- und Schmerzbarriere) und gegen Widerstand aufrichten lassen. Mehrfach. (Jan Sultan)

Cervicobrachial-Schmerz: evtll. Lungenaufhängung an HWS oder Pankreas behandeln.

Andauernde Druckbelastung der sternalen Gelenke durch **Überbeanspruchung des Brustbeins** als Stütze kann HWS beeinträchtigen. Siehe *Sternales Syndrom* auf S.131 f..

Kompression der neurovasculären Strukturen des **thoracic outlet** (Plexus brachialis, subclaviculare Arterie und Vene) kann **Schmerz und Taubheit in Nackengegend** auslösen. Siehe *Thoracic outlet Syndrom* auf S.132 f.

Schiefhals (Torticollis):

HWS in Seitbeugung plus Gegenrotation plus leichte Extension. Evtll. Hyperlordose. Cranialnerv XI evtll. irritiert oder Läsion des Nervs.

M. Sternocleidomastoideus zu durchtrennen ist sinnlos.

Ursachen (in Kombination u. wechselseitiger Bedingtheit möglich):

- Häufig Folge eines schweren Schocks (daher Kombination mit Traumatherapie)
- Schwere Zahnbehandlung
- Augenprobleme
- Spannungen im Kopf
- Überstreckung der aufhängenden Bänder einer Lungenseite
- Evtll. anatomische Wirbelverformung oder Verkalkung einer Bandscheibe (CTM-Aufnahme nötig)
- Tuberkulose- oder Arthritis-Folge

Arbeitsweise:

- Craniosacraltherapie (bes. sphenobasilar Verbindung, Os temporale, Occiput)
- Atlantooccipital-Verbindung
- Halsfaszien
- Auf der konvexen Halsseite: M. Splenius capitis; auf der konkaven Seite: oberer M. Trapezius, M. Sternocleidomastoideus, Mm. Scaleni.
- Spiraliges Unwinding von Fuß bis Kopf
- Wenn spastischer Torticollis: siehe *Spastik* (S.130) und *Spastische Hirnlähmung* (S.177)
- Viszeral: Lunge (siehe *Ursachen*)
- Klient am Modell zeigen und vorstellen lassen, dass Kopf eine Verlängerung der WS (Steiß bis Kopf) ist. Die Länge dieser Verbindung in Bewegung (stehend, sitzend, liegend, in Fötalposition liegend) spüren lassen.
- Entspannungstechniken wie Autogenes Training
- Sitzen auf Pezziball

c) BWS

Morbus Scheuermann:

- Tritt während des vorpubertären Wachstumsschubs auf. Hormonell oder durch Vererbung geschädigte Wachstumszonen des vorderen Wirbelsäulenabschnitts führen zur keilförmigen Verformung der Wirbelkörper der BWS und unter dem Einfluss der Schwerkraft zum Rundrücken.
- Manipulation verbunden mit paradoxer Atmung: In Rückenlage HWS lang ziehen, während Klient beim Ausatmen Bauch rausdrückt. Es entsteht eine Dehnung in zwei Richtungen dabei. (Einatmen in Brustkorb)
- Homöopathie: Bambusa (Bambus), Plumbum silicium D 30

Costovertebral-Syndrom mit Pseudo-Angina pectoris: meist Blockierung von T 3-4 und T 5-6

Schmerz in der Gegend von T 7-9: evtl. Leber- bzw. Gallenprobleme oder Zwerchfellrestriktion.

BWS-Kyphose: evtl. viszeral (Magen, Verbindung zwischen Magen und Speiseröhre)

BWS-Probleme: Diagonales Ein- und Ausatmen: einatmen durch rechte Hand und ausatmen durch linken Fuß; einatmen durch linke Hand und ausatmen durch rechten Fuß. (Siehe Abb.)

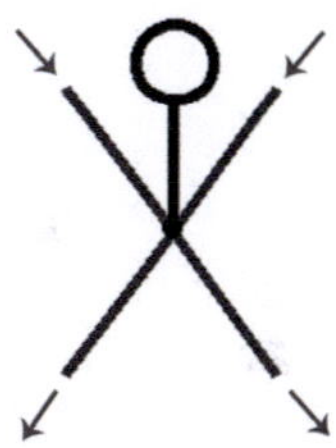

Schmerzen zwischen Scapulae: Sternales Syndrom (siehe S.131 f.) oder evtl. frühes Stadium eines Herzinfarktes

BWS-Probleme: evtl. viszeral (Galle, Duodenum, Pankreas, Dünndarm, Jejunoileum, Niere, Ureters, Leber, Magen, Pylorus, Mageneingang, Herz, Blase, Lunge, Lungenfell, Bronchien, Milz)

Rundrücken entsteht in **Kindheit** manchmal dadurch, dass das Kind zu früh ein erwachsen sein musste (Kinderarbeit, seelische Umstände).

Andauernde Druckbelastung der sternalen Gelenke durch **Überbeanspruchung des Brustbeins** als Stütze (siehe *Sternales Syndrom* auf S.131 f.) kann Schmerzen im unteren BWS-Abschnitt verursachen.

Kompression der neurovasculären Strukturen des **thoracic outlet** (Plexus brachialis, subclaviculare Arterie und Vene) kann **Schmer-**

zen und Taubheit in oberem Rücken auslösen. Siehe *Thoracic outlet Syndrom* auf S.132 f.

Oberer Rücken tut weh: siehe unter *Faszienverzerrungen,* S.43 ff. und Rossiter-Techniken im Buch, S.124-159.

d) LWS

Seelische Ursachen:

- nicht „nein" sagen können. Übung: a) beim Ausatmen langes „Nein"; b) im eigenen Rhythmus langes „Nein". Die Resonanz (für das 2.Chakra) macht die Wirkung, aber die Wortbedeutung ist auch hilfreich.
- Stress und Überlastung
- Sexuelle Probleme

Nicht der Schmerz führt zum Humpeln, sondern das **Humpeln führt zum Schmerz**. Daher soll Klient z.B. Überstrecken beim Gehen vermeiden.

U.U. liegt **Hypertrophie des M. Soleus** vor.

Kreuzbein schmerzt beim Hinsetzen oder Sitzen: Ligg. Sacrotuberalia sind verkürzt (und drücken Sitzknochen zusammen), sodass ISGs nicht richtig schließen, also Becken in posterior Kippung fixiert. Rollt Klient genug ab beim Gehen?

Kreuzbein schmerzt während des Aufstehens, Stehens oder Gehens: ISGs können nicht richtig öffnen, also Becken in anterior Kippung fixiert, zwischen Sacrum und L5 ist nicht genügend Platz. Rollt Klient genug ab beim Gehen?

Akutschmerz: Es ist besser, mit Alltagsleben fortzufahren als im Bett zu liegen oder Übungen zu machen (Scientific American, 8/1998)

Akute Schmerzen im Bereich L5-S1: Zwischen L 5 und S1 mit Fingernagel rein (Akupressurpunkt).

L5-Schmerz: u.U. vom Steißbein her kommend.

Akute und langandauernde Beschwerden:

- Fascia transversalis abdominis und Mm. Multifidii sind oft verkrampft (sei es als Ursache oder als Wirkung).

- Kaumuskeln und Mundboden checken.
- Evtll. Sacrum-Fehlstellung.
- In Rückenlage bei angezogenen Beinen mit Händen des Klienten auf seinen Knien (auch überkreuzt) Knie abwechselnd zum Brustkorb hin bewegen lassen.

Lumbago: ist meist kein Bandscheibenproblem, sondern eine Kompression der Wirbel.

Am Handrücken proximaler Raum zwischen 2. und 3. sowie zwischen 4. und 5. Metacarpalknochen sind Akupressurpunkte.

Akut: Nux vomica C 30

LWS-Probleme: evtll. viszeral (Treitz-Muskel, Duodenum, Colon, Niere, Leber, Galle, Magen, Pylorus, Mageneingang, Appendix, U-rogenitalsystem)

Falls **Colonproblem** die Ursache für **Wirbelrestriktion** ist, kann osteopathisches Lösen von Wirbelblockade Ischiasprobleme auslösen. (Barral)

Nervenwurzeln komprimiert:

Eine Kompression liegt vor, wenn alle folgenden vier Merkmale zutreffen:

- Das Bein der Schmerz-Seite kann kaum oder gar nicht auf einen Stuhl aufgestellt werden (wegen motorischer Behinderung des Nervs).
- Der Klient kann sich nur unter Schmerzen oder gar nicht auf die Zehenspitzen stellen.
- Der Klient kann nur unter Schmerzen oder gar nicht auf den Fersen stehen.
- Klient leidet unter einer akuten Verstopfung.

Differenzierte Tests, welche Nervenwurzeln komprimiert sind:

- Kniestreckung schwach und Unterschenkel vorn/innen taub = Nervenwurzel von L4
- Schwache Dorsalflexion des Fußgelenks und Fußrücken sowie Wade außen taub = Nervenwurzel von L5
- Schwache Plantarflexion des Fußgelenks und äußerer Fußrand sowie Wadenrückseite taub = S1

Übungen für Acmott (anterior convex midline of the trunk) sind **gut, solange bestehende Symptome in den Beinen nicht zu-**

nehmen. Symptome im Rücken können dagegen ruhig kurzfristig (!) zunehmen.

Blockierungen im Bereich der LWS:

- Nicht unmittelbar vor der Menstruation und nicht während des Eisprungs lösen. (Barral)
- Falls **Becken seitlich verschoben** ist, folgende Übung 8-10x langsam, einige Male täglich):

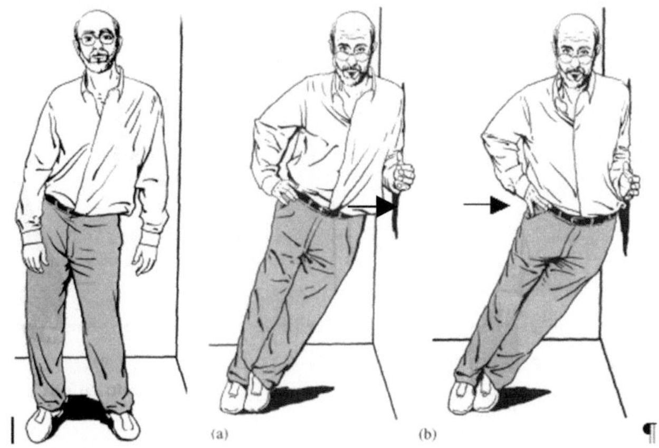

links: Becken seitlich verschoben; a: Ausgangsposition; b: Endposition

Die ersten Male darf die Übung im Rücken ruhig weh tun.

Schonhaltung wegen LWS-Problem: oft ist die 4.Sitzung hilfreich

Unterer Rücken tut weh:

- siehe unter *Faszienverzerrungen*, S.43 ff.
- Evtll. wird der Bauch chronisch eingezogen.
- Evtll. ist der Quadriceps verkürzt (meist auf der anderen Seite, falls Rückenschmerz einseitig ist).

Behandlung generell: Kalium carbonicum, Apis mallifica, Silicea (jeweils D6 oder D30)

e) Skoliose

Skoliosearten:

a) „idiopathisch" (eine Hüfte prominent, Ilia auf gleicher Höhe)
4 Formen: thorakal, lumbal, thorakolumbal, Doppel-S-Krümmungen (Rippenbuckel fehlen oft). Wird im Sitzen mit Rumpfvorbeugen deutlicher.
Ursachen:
- ➢Entstehung von WS-Problemen des Embryo im Mutterleib: Einseitige Blockierung zweier Wirbel → Wirbel wächst nur auf der unblockierten Seite der Wirbel → Seitverbiegung der WS
- ➢Geburt (Skoliose beginnt im Cranium und wandert nach unten)
- ➢„Schräglagensyndrom" (KISS-Syndrom): siehe S.176 f.
- ➢Kind musste zu schnell erwachsen werden (Folge: Knochen wuchsen schneller als Muskeln und WS verbog sich dadurch)
- ➢Organprobleme (z.B. Magen hat sich in Embryonalzeit nicht genug von der Mitte nach lateral bewegt und bewirkt so BWS-Seitneigung nach links). Siehe auch P.Schwind: Faszien- und Membrantechnik, S.82-84
- ➢Stoffwechselerkrankungen (Rachitis)
- ➢Unfall oder Operation
- ➢Brustfellentzündung in Kindheit.
- ➢Schielen kann Skoliose mitverursachende Kondition sein.
- ➢Körperlich-seelische Traumata (oft im 7-Jahre-Rhythmus)

b) statisch durch Beckenschiefstand (scheinbare oder tatsächliche Beinverkürzung, kaum Rotation, kaum Rippenbuckel, evtll. Hüftdysplasie oder Thoraxprobleme, lumbosakrale Krümmung an der Basis).

Frühe Skoliose: 5-7 Jahre alt (eher Jungen); **vorpubertäre und pubertäre Skoliose**: 10-12 Jahre und später (95% Mädchen)

Allgemeine Grundlagen der normalen WS-Dynamik:

- Bei Bewegungen der Wirbelsäule ist eine Rotation immer mit einer Seitneigung verbunden, eine Seitneigung immer mit einer Rotation.
- Dies gilt sowohl für die „neutrale Position" (aufrecht sitzend/stehend) als Ausgangsposition einer WS-Bewegung wie auch für die „nicht-neutrale Position" (vorwärts oder rückwärts gebeugt) als Ausgangsposition.

- Seitneigung und Rotation sind aber in den verschiedenen WS-Abschnitten nicht in der gleichen Art und Weise miteinander verbunden. Wir unterscheiden eine „Typ I Bewegung" = Seitneigung und Rotation zu entgegengesetzten Seiten und eine „Typ II Bewegung" = Seitneigung und Rotation zur selben Seite.
- Übersicht über die in verschiedenen WS-Abschnitten (inklusive Occiput und Sacrum) normale Kombination von Seitneigung und Rotation:

	in neutraler Position	**in nicht-neutraler Position**	
Occiput	Typ I Bewegung	Typ I Bewegung	
HWS	Typ II Bewegung	Typ II Bewegung	
BWS	Typ I Bewegung	Typ II Bewegung	Rotation stärker als Seitneigung
LWS	Typ I Bewegung	Typ II Bewegung	Seitneigung stärker als Rotation
Sacrum	Typ I Bewegung	Typ I Bewegung	

Biomechanik der Skoliose:

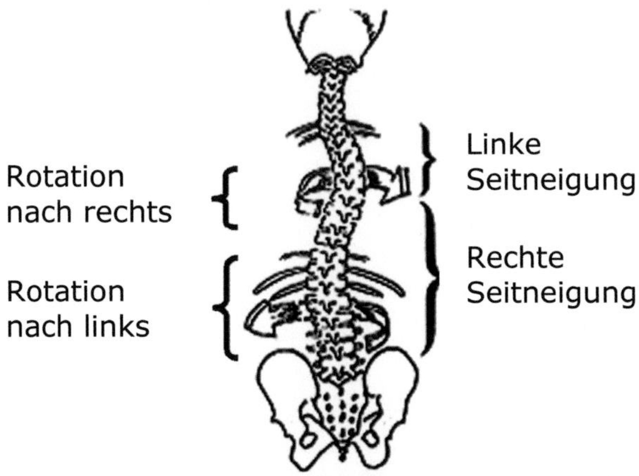

- Seitneigung u. Rotation sind entgegengesetzt (außer in HWS).
- Meist sind Sacrum und LWS in dieselbe Richtung rotiert. Jedenfalls rotiert L5 mit dem Sacrum zusammen in dieselbe Richtung.

- Seitneigung und Rotation werden immer im Verhältnis zu Wirbeln darunter bestimmt
- Rotation ist im BWS-Abschnitt der WS stärker ausgeprägt als im LWS-Abschnitt
- Meist abgeflachte BWS

Primäre Verkürzungen:

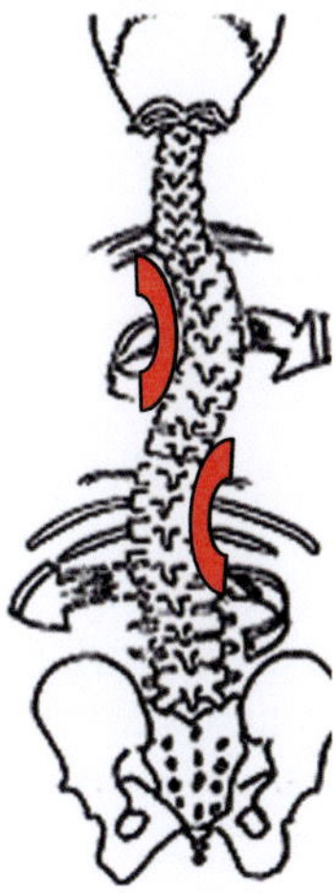

bezogen auf Seitneigung (besonders an der Spitze der Seitneigung)**:**

Erector spinae
Latissimus dorsi (BWS-Abschnitt)
Trapezius
Quadratus lumborum
Obliqui abdominis
Intercostales
(alle auf der Konkavseite)

bezogen auf Rotation (bes. an der Spitze der Seitneigung und vor allem im BWS-Abschnitt)**:**

Multifidii, Rotatores
Psoas
(alle auf der konkaven Seite, die der Rotation entgegengesetzt ist)

Diagnostik:

1. Beckenschiefstand mit kürzerem Bein (statische Skoliose) liegt vor, wenn Skoliose im Sitzen verschwindet.
2. Seitbeugung zu einer Seite eingeschränkter als zur anderen Seite.
3. Klient beugt sich um die Sagittalachse durch vermutete Seitneigungsspitze (im Brust- und im Lendenbereich) nach links und nach rechts. Es tritt eine Rotation zur entgegengesetzten Seite auf. Ist diese Rotation beim Beugen zur einen Seite stärker als beim Beugen zur anderen Seite? Apex der Seitneigung feststellen.
4. Klient beugt sich stehend rund nach vornüber. Eine vorhandene Rotation wird noch deutlicher sichtbar.
5. Bei idiopathischer Skoliose: Klient beugt sich im Sitzen mit Rumpf rund nach vorn. Skolioseverlauf (Seitbeugung und Rotation kommt deutlicher heraus).

6. Keilförmiges Taillendreieck auf der Konkavseite der LWS, wo das Ilium höher steht.
7. Bei Skoliose sind die Claviculae in einer Linie seitgeneigt.
8. Bauchnabel ist zur konvexen Seite der LWS versetzt.

Korsett und Operation:

- Korsett ist erfahrungsgemäß eher kontraproduktiv (Immobilisation, Reduzierung der Propriozeption). Eventuell zeitliche Kompromisse.
- OP riskant und Skoliose kann Jahre später woanders auftreten (z.B. im Kopf)

Vor <u>spezifischer</u> Arbeit an Wirbelsäule sollten folgende Voraussetzungen geschaffen werden:

- Genügend vorn-hinten-Gleichgewicht des Körpers
- Dekompression der WS und des Rückens sowie der Rumpfseiten und des Brustkorbs
- Verbesserte Unterstützung von den Beinen (und Armen) her
  Rotationen der WS können durch Rotationen der Beine und des Beckens kompensiert sein. Wenn im Verlauf der strukturellen Arbeit Rotationen in Beinen und Becken behoben sind, kann es sein, dass die WS-Rotationen stärker rauskommen. Rotationen des Beckens und Gegenrotationen in LWS bearbeiten.
- Sacrum, Nacken und atlanto-occipitales Gelenk „offen" bzw. adaptionsfähig (für Veränderungen im NS)
- Falls „ungesetzmäßige" Rotationen einzelner Wirbel vorliegen (Seitneigung und Rotation zur selben Richtung in BWS oder LWS): u.U. erst Kongruenz herstellen

Ziele:

- **Gleichgewicht** zwischen Körperseiten verbessern
- **Beweglichkeit** bzw. **Durchlässigkeit** für Bewegung
- **Normalisieren** der lordotischen und kyphotischen **WS-Kurven** (Langkurvige Skoliose: gute Aussicht auf Besserung.)

Arbeitsweise:

Generell:

- Kinder alle 4-5 Wochen behandeln

- Bis Wachstumsende behandeln, und zwar nach jedem Wachstumsschritt.
- Pubertät (seelische Probleme, entwicklungsbedingte Körperschwäche) ist besonders kritische Phase
- Festinstallierte Zahnklammern und Spangen können Skoliose verschlechtern, da sie die Skoliose durch Immobilisieren der beiden Maxillae oben fixieren. Wenn Spange, dann ist fortlaufende strukturelle Arbeit wichtig.
- Eine räumliche Verbindung durch den Rumpf (vor der WS) kreieren. Das führt zur Beweglichkeit der Vertikalachse (die nicht identisch ist mit der WS).
- Kind/Jugendlichen häufig in die Konkavseite atmen lassen während der manuellen Arbeit.
- Schädelskoliose (Scoliosis capitis): siehe *Craniosacrale Arbeit* in entsprechendem Band des Handbuchs
- Schädelknochen (bes. Sphenoid, Sacrum, Maxillae und Vomer) craniosacral behandeln
- Viszerale Arbeit eventuell wichtig (Lunge, Mediastinum, Magen). Siehe P.Schwind: Faszien- und Membrantechnik, S. 84-86.
- Sanftes Arbeiten an den oft entzündeten dorsal rami der Nerven auf der konvexen Kurvenseite (Barral).
- Nach Skoliosebearbeitung Raum schaffen zwischen Atlas und Occiput und im Nacken, damit die vorherige Veränderung adaptiert werden kann.
- Bei ästhetischem Problem oder Leistungsdruck (sich gerade halten) gibt es oft unnötige Verkrampfungen. Darauf aufmerksam machen, dass von außen nicht die Wirbelsäule gesehen wird, sondern die Bewegung. Identifizierung der WS mit innerer Vertikalachse auflösen.
- Statische Skoliose: An kürzerem Bein nachts weichen Wollstrumpf tragen. Bein wächst dann signifikant schneller.
- Gleichgewichtsübungen aller Art zur Korrektur der fehlerhaften Wahrnehmung von „gerade" (Tuning board, Balancieren mit Kissen auf dem Kopf, auf Ball sitzen mit freihängenden Beinen, Ski)
- Jede Woche 2 Stunden Kraulschwimmen
- Homöopathie: Calcium phosphoricum LM 18, Silicea D12 oder C30
- Hinweis für Eurythmie-Kenner: Gebärden des L und des I

- Nach Harrington-OP an Skoliose: Im Sitzen Rückenarbeit an Narbe, während Klient sich seitbeugt und dreht. Oder in Seitenlage. Außerdem Rippen mobilisieren.

Speziell:

1. Arbeit in Seitenlage:

Flanke, Quadratus lumborum u. Intercostales verlängern auf der Konkavseite	
Klient liegt in *leichter* C-Kurve auf...	...konvexer Seite
Armposition	oberer Arm über den Kopf ausgestreckt
Beinposition	leicht angewinkelt
Kissen	unter die Spitze der Konvexseite

Erektoren von BWS weg arbeiten auf der Konvexseite	
Klient liegt in *leichter* C-Kurve auf...	...konkaver Seite
Armposition	unterer Arm hinter *leicht vorgeneigtem* Oberkörper
Beinposition	leicht angewinkelt

Erektoren zur BWS hin arbeiten auf der Konkavseite	
Klient liegt in *leichter* C-Kurve auf...	konvexer Seite
Armposition	oberer Arm hinter Oberkörper (bei Jeff Maitland beide Arme *vor* Oberkörper)
Beinposition	leicht angewinkelt
Kissen	unter die Spitze der Konvexseite

Erektoren von der LWS weg arbeiten **auf der Konvexseite**	
Klient liegt in *leichter* C-Kurve auf...	konkaver Seite
Beinposition	oberes Bein nach vorn angewinkelt u. Knie im 90° Winkel

Erektoren zur LWS hin arbeiten **auf der Konkavseite**	
Klient liegt in *leichter* C-Kurve auf...	konvexer Seite
Beinposition	leicht angewinkelt
Kissen	unter die Spitze der Konvexseite

Multifidii u. Rotatores der BWS verlängern **auf der Konkavseite** (bes. unterhalb und an der Spitze)	
Klient liegt in *leichter* C-Kurve auf...	konvexer Seite
Armposition	oberer Arm hinter Oberkörper (bei Jeff Maitland beide Arme *vor* Oberkörper)
Beinposition	leicht angewinkelt
Kissen	unter die Spitze der Konvexseite

Multifidii und Rotatores der LWS verlängern **auf der Konkavseite** (bes. unterhalb und an der Spitze)	
Klient liegt in *leichter* C-Kurve auf...	konvexer Seite
Beinposition	leicht angewinkelt
Kissen	unter die Spitze der Konvexseite

Posteriore Processi spinosi der BWS nach anterior bewegen auf der Konvexseite	
Klient liegt in *leichter* C-Kurve auf...	konkaver Seite
Armposition	unterer Arm hinter *leicht vorgeneigtem* Oberkörper
Beinposition	leicht angewinkelt

Posteriore Processi spinosi der LWS nach anterior bewegen auf der Konvexseite	
Klient liegt in *leichter* C-Kurve auf...	konkaver Seite
Beinposition	oberes Bein nach vorn angewinkelt u. Knie im 90° Winkel

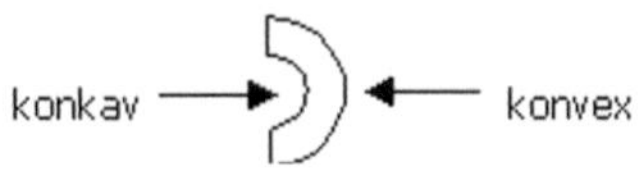

2. Indirekte Technik der Skoliosebehandlung:

Klient liegt auf der konvexen Seite der Seitneigung. Bei LWS-Krümmung liegt das obere Bein vor dem unteren (d.h. kongruent zum Muster der LWS-Rotation). Bei BWS-Krümmung liegt der obere Arm nach vorn, der untere Arm unter dem Kopf (d.h. Arme liegen kongruent zur BWS-Schulter-Rotation).

Hände mit ca. 3 cm Entfernung voneinander kranial bzw. kaudal der Krümmungsspitze anlegen. Mit beiden Händen Druck in die Konkavseite geben und den Druck gegen die Atmung des Klienten für 10-20 Sekunden halten. Dann Druck langsam zurücknehmen.

3. Verkürzte Rumpfseiten im Sitzen verlängern**:**

Seitbeugung des Rumpfes entgegen dem skoliotischen Muster (also zur Buckelseite). Dabei entsprechend der individuellen Skolioseformen den Arm der Konkavseite oder beide Arme zur Decke strecken lassen. An den verkürzten (also konkaven) Seitenabschnitten Dehnung des Gewebes (Quadratus lumborum, Obliqui abdominis, Intercostales), während Kl. in die Gegend atmet.
Auch in Bauchlage möglich, Armstreckung dann Richtung Kopfende.

4. Schräge Bauchmuskeln:

Verkürzungen zwischen dem Rippenbogen des vorderen Rippenbuckels und dem Ilium der anderen Seite dehnen

5. Trapezius spezifisch auf der Konkav- und der Konvexseite

6. Psoas auf der Konkavseite

Psoas ist auf der konkaven Seite eher lateral (Anheftung an Diaphragma und Iliacus).

Psoas-Arbeit in sitzender Position:

Auf rechts-links Gleichgewicht des Klienten achten

Eine Variante: Am Psoas Fixpunkt setzen (Fulcrum), während Kl. gegen Widerstand des Behandlers versucht, noch mehr in die Rotation zu gehen.

7. Processi transversi der Buckelseite(n) nach vorn bewegen**:**

a) im Sitzen

direkt: Seitbeugung des Rumpfes entgegen dem skoliotischen Muster. Klient drückt von Füßen her gegen Hände des Behandlers (Wirbel für Wirbel), während dieser die Processi transversi nach anterior drückt.

indirekt: Seitbeugung des Rumpfes in das abstehende Muster. In den Rinnen beiderseits der WS für mehr Länge und Mobilität arbeiten.

b) in Bauchlage

direkt: Beine (bei Arbeit an LWS) bzw. Kopf und Schultern (bei Arbeit an BWS) so lagern, dass LWS bzw. BWS in das der Skoliose entgegengesetzte Seitbeugen gehen. Die nach hinten rotierten Querfortsätze nach anterior bringen.

indirekt: Beine bzw. Kopf und Schultern so lagern, dass das bestehende Seitbeugungsmuster verstärkt wird. In den Rinnen beiderseits der WS für mehr Länge und Mobilität arbeiten.

8. HWS:

Skoliotische Seitbeugung und -rotation der HWS (Seitneigung und Rotation gehen bei der HWS in die gleiche Richtung) verstärken durch entsprechende Lage. In der konkaven Seite Raum schaffen und posteriore Processi nach vorn bewegen.

Klient sitzt und dreht Kopf zu einer Seite, während Behandler die gegenüberliegende Gaumenseite in gegenüberliegende Richtung streicht (z.B. Kopfdrehung nach links, rechte Gaumenseite nach rechts streichen)

Prävertebrale Faszie dehnen (z.B. während paradoxer Atmung, d.h. bei Ausatmen Bauch rausstrecken lassen)

Kopf und Hals liften hilft Koordinationsproblem im Cerebellum zu beheben

9. Schädelknochen (bes. Os sphenoid und Sacrum) craniosacral behandeln

10. Lunge, Magen und/oder Mediastinum viszeral behandeln

Medial fixierten **Magen** nach lateral bringen: Klient sitzt mit leicht gerundetem Rücken vor Behandler. Magen von unten her fassen, nach kranial heben, dann langsam der Eigenbewegung des Organs folgen und diese nach lateral ermutigen.

11. Die **Übergänge, wo eine Seitneigung in die gegenläufige Seitneigung übergeht,** bearbeiten

12. Oberflächliche Faszien der Körpervorder- und -rückseite (siehe Abb.)**:**

Vorn: Gewebe gegen den Verlauf der auf die Körpervorderseite projizierten Seitneigungslinie von BWS und LWS verschieben. Im Halsbereich mit dem Verlauf.
Hinten: Bei BWS und LWS mit dem Verlauf, bei HWS gegen. (Gaggini)

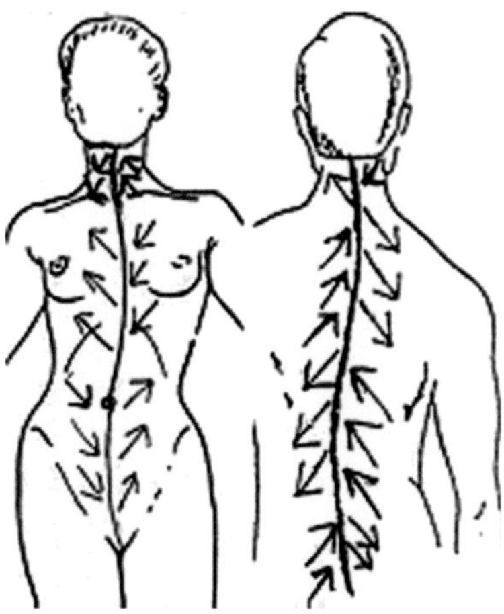

13. Idiopathische Skoliose:
Adduktoren auf der Seite der Hüftprominenz, Raum zwischen crista iliaca und großem Trochanter auf der anderen Seite

14. BWS:
Klient steht parallel zur Wand (konkave Seite zur Wand). Diagonales Drücken gegen Wand, d.h. der außenstehende Fuß drückt gegen Boden, Druck wird Richtung Wand geleitet).

f) Bandscheibenvorfall

Meist ist die **LWS** (bes. L4, L 5, S 1) **oder** die **HWS** (bes. C5, C 6, C 7) betroffen.

Schmerz ist nicht signifikant abhängig von tatsächlichen Befunden. Siehe S.75

Spontanheilung ist die Regel. (Scientific American, 8/1998 und Bush u.a., 1997).

3 Problemaspekte beim Bandscheibenvorfall: a) strukturell, b) Nervenauswirkungen, c) seelisch (z.B. bei unterer LWS oft Überlastung oder sexuelle Probleme).

Besonders **häufig bei posterior verschobenen Wirbeln**, weil das die Bandscheibe gegen den Nervenkanal drückt.

Protrusion kann seitlich, diagonal oder posterior auftreten. Posterior, wenn beide Beine motorische Ausfälle haben.

3 Grade: leicht, mittel, schwer (starke Nervenirritation und Entzündung). Ob mittel oder schwer, ist nur durch Kernspin zu klären.

Vorfall und Temperament: Leichte Protrusion: eher bei phlegmatisch-melancholischen Temperamenten. Schwerer Prolaps: eher bei cholerisch-sanguinischen Temperamenten.

Seelische Faktoren bei HWS-Bandscheibenvorfall: oft starrsinnige Frauen, die sanftmütigen Eindruck erwecken (C 2-4) oder Überlastung durch Pflege anderer (C 5-7)

Anzeichen für Bandscheibenvorfall:

- Schmerzausstrahlung scharf umgrenzt in bestimmtem Hautabschnitt
- Schmerzausstrahlung bei Niesen, Husten und Pressen stärker
- Bei bestimmten Bewegungen „elektrischer" Schlag ins Bein
- Schmerzen beim Sitzen verstärkt
- Unkompensierte massive Schonhaltung zur anderen Seite
- Bei Seit- und Rückwärtsneigung zur schmerzenden Seite: einschießender Schmerz ins Bein
- Empfindung für Berührung oder Schmerz in bestimmten Hautabschnitten schwach oder ganz weg.
- Test für HWS: Druck Hand gegen Hand. Beide Seiten vergleichen. Wenn eine Seite schwach ist: Anzeichen für Vorfall. Nervenirritation ist im Triceps.

Tests, ob und welche Nervenwurzeln komprimiert sind: S. 81

Arbeitsweise:

- Motorische Ausfälle in Beinen: nicht so schlimm; sensorische Ausfälle: zum Arzt. Wenn Kontrolle über innere Organe während Sitzung verloren geht: Ambulanz rufen.
- Der WS mehr Raum verschaffen.
- Problemgegend meiden, drumherum arbeiten.
- Psoas oft in Spasmus.
- Nervenirritation und –entzündung haben sich oft verselbständigt und dauern evtll. nach Strukturverbesserung noch eine Zeitlang an. Kombination mit Akupunktur gut.
- Seitlicher Vorfall in HWS: Nacken in Seitbeugung, Rotation und Beugung bringen. Sanft Entspannung in tiefen Fasern herstellen. Siehe P.Schwind: Faszien- und Membrantechnik, S.160-164.
- Vorfall in BWS: siehe P.Schwind, Faszien- und Membrantechnik, S. 164 f.
- Seitlicher Prolaps in LWS:
  Seitenlage, LWS in Lordose. Behandler hebt und bewegt die angewinkelten Beine, während die andere Hand spürend (listening) auf kritischem Wirbelabschnitt liegt. Schwerkraft lässt Bandscheibe zurückgleiten. Siehe P.Schwind: Faszien- und Membrantechnik, S.158-160
  Seitenlage mit soviel Kissen unter Seite, dass Lage schmerzfrei ist. Dann stufenweise Kissen abbauen (jeweils nur bei Schmerzfreiheit). Schwerkraft lässt Bandscheibe zurückgleiten.

- Siehe auch *LWS* (S. 80 ff.)
- Posterior Prolaps in LWS:
  Bauchlage. Behandler hebt Beine an und bewegt sie, während die andere Hand spürend (listening) auf kritischem Wirbelabschnitt liegt. Schwerkraft lässt Bandscheibe zurückgleiten.
  Bauchlage mit soviel Kissen unterm Bauch, dass Lage schmerzfrei ist. Dann stufenweise Kissen abbauen (jeweils nur bei Schmerzfreiheit). Schwerkraft lässt Bandscheibe zurückgleiten.
- Diagonaler Prolaps: Kombination der Behandlung von posterior und seitlichem Prolaps mit Kissen...
- Bei akutem Bandscheibenvorfall keine osteopathischen Techniken zur Gelenksmobilisation anwenden.
- Homöopathie: Rhus toxicodendron, Arnika, Bambusa (Bambus)

g) Wirbelgleiten (Spondylolysthesis)

Merkmale: L5 ist anterior; Verengung (Stenose) des Wirbelkanals; Vorn-hinten-Erweiterung des Foramen intervertebrale; Narbengewebe im Foramen; Nervenwurzeln in Narbengewebe.

Kann Rückenmarksnerven komprimieren, kann auch asymptomatisch sein.

Operationen kreieren u.U. neue Probleme (Narbenbildung in der Dura kann Stenose des Wirbelkanals verschlimmern, andere Nerven werden komprimiert, das Rückenmark wird durch Narben an den Kanal fixiert etc.)

Arbeitsweise: Kombination aus Instabilität (spondy) und Unbeweglichkeit (Stenosis) macht Behandlung schwierig. Generell kann SI hilfreich sein, ist aber nicht ganz ungefährlich. Kompensationen (Gewebeansammlung drumherum oder Beckenrotatoren verkürzt) nicht wegnehmen, bevor Klient mehr Beinstabilität hat und lokale Veränderungen integrieren kann. Wenn OP empfohlen wurde, diese Option erst einen Monat nach dem Ende der SI-Behandlung durch Arzt neu bewerten lassen.

h) Morbus Bechterew

3 Persönlichkeitsmuster (nach Dr. Wolfgang Eich):

- adaptierter Typ: relativ hohe Lebenszufriedenheit
- narzisstischer Typ: geringe Bewegungseinschränkung trotz hoher Entzündungsaktivität
- psychosomatischer Typ: starke Bewegungseinschränkung trotz geringer Entzündungsaktivität (Psychotherapie wichtig)

Manipulation verbunden mit paradoxer Atmung: In Rückenlage HWS lang ziehen, während Klient beim Ausatmen Bauch rausdrückt. Es entsteht eine Dehnung in zwei Richtungen dabei. (Einatmen in Brustkorb)

Homöopathie: Bambusa (Bambus)

III. Störungen normaler Körperfunktionen

Allergien

In den industrialisierten Ländern ist die ständig wachsende Zahl der Allergiker um ein vielfaches höher als in Asien, Afrika oder Südamerika. Allein in Deutschland ist jeder Dritte Allergiker. Ursache u.a.: Ein Mangel an Dauerinfektionen („Science"), hervorgerufen durch den Reinlichkeitswahn, die Infektionsvorbeugung durch Impfung und der Einsatz von Antibiotika bei Infektionen, wodurch z.B. die Produktion des körpereigenen Immunhormons Interleukin-10 gestört wird. Die Folge ist, dass das Immunsystem bei manchen Stoffen überreagiert in Form von Hautekzemen, Heuschnupfen und Asthma.

Spiegel Online 2002 sowie Science, British Medical Journal und Institut für Tropenmedizin der Uni-Kliniken Tübingen

„Das Immunsystem von Kindern braucht den Kontakt mit Keimen aller Art, um richtig heranzureifen. Fehlt der Kontakt, dann werden Kinder empfänglicher für Allergien." (Kinderärztin Erika von Mutius). Kinder, die im ersten Lebensjahr mindestens zwei virale Infektionen durchlitten haben, erkranken bis zum Alter von sieben Jahren nur halb so häufig an Asthma wie Altersgenossen, die nur einen oder gar keinen Virusinfekt hatten. Möglicherweise ist weniger die Luftverschmutzung Ursache der Allergienzunahme (In der DDR kamen Allergien trotz größerer Luftverschmutzung weitaus seltener vor als in der BRD, nach der Wiedervereinigung stieg die Heuschnupfenquote in der ehemaligen DDR an.) Ursache sind vielmehr die keimfreie Umwelt, der Hygienewahn, die Abwehr gegen jede Art von Schmutz und umfassende Impfungen gegen Kinderkrankheiten. (Wichtig und relativ nebenwirkungsfrei sind Impfungen gegen Tetanus, evtll. auch Diphtherie und Polio.)

Spiegel 19/2003 und Natur Sonderheft Immunabwehr 1989

Seelische akute oder chronische **Ursachen** können sein: Unterdrückung von Frustrationsgefühlen, von Wut, Feindseligkeit, Sehnsucht nach Zärtlichkeit (Berührungsmangel). Entwicklungs-bedingt liegt oft Mangel an Körperkontakt mit der Mutter vor.

Allergien der Nase und der Atemwege: Nasenarbeit hilfreich und Spheno-basilar-Probleme bearbeiten

Siehe auch *Asthma* auf S.100 ff.

ANS ausbalancieren und **Normalatmung** fördern.

Evtll. Dysfunktion von **T 9**.

Alterserscheinungen

Kopfschmerz, langsame Reaktionsweise, Schläfrigkeit: u.U. Arteria carotis communis und Arteria vertebralis durch nicht vertikale und unflexible Kopf-Hals-Ausrichtung gestört.

Die **Geschwindigkeit der Altersprozesse** hängt u.a. von der Leitfähigkeit des Bindegewebes ab.

Alterungsprozesse lassen sich durch **Sport, Tanz etc.** verlangsamen. Das gilt u.a. für Knochendichte, Demenz, Gebrechlichkeit, Arteriosklerose, Muskelschwund, Rheuma und Alzheimer.

Sklerose: Rohkost, Fruchtsaft, Vollwertgetreide, Honig, Gewürze, Zwiebeln, Knoblauch, Senf, Meerrettich, Zuckerrübensirup (Demeter).

Degenerative Prozesse: Salbei

Altershirndruck (Normaldruck Hydrocephalus, NPH)

Die Zirkulation der Hirnflüssigkeit ist gestört. Sie kann nicht mehr abfließen. Das wirkt sich auf den **Gleichgewichtssinn** aus. Erste Anzeichen: **Gehstörungen** und **Schwindelgefühl**. Im fortgeschrittenen Stadium sind Gehhilfen oder Rollstuhl nötig.

Schulmedizin: OP, bei der eine Verbindungsleitung vom Hirnflüssigkeits-Bereich des Gehirns in die Bauchhöhle gelegt wird. So soll die Flüssigkeit abfließen und vom Körper absorbiert werden können.

Eventuell durch **craniosacrale Arbeit** beeinflussbar.

Amputierte Gliedmaßen und Phantomschmerz

Bei Verlust eines Gliedes sollte die Person möglichst innerhalb von 14 Tagen eine - wenigstens provisorische - Prothese bekommen. Denn der sensorische Teil des Gehirnkortex organisiert sich innerhalb von 15 Tagen neu. (H.Godard)

Wenn bei Frau eine **Brust amputiert** wurde, nehmen die Exteroception (Wahrnehmung der Umwelt) und die Exproprioception (Gleichgewichtswahrnehmung über Raumwahrnehmung) ab. Außerdem wird oft der Arm der betroffenen Seite nicht benutzt beim Gehen, was zu Hüftproblemen auf der anderen Seite führen kann. (H.Godard)

Wenn die betroffene Person in einem präparierten Spiegel 15 Minuten lang scheinbar beide Gliedmaßen sieht und „symmetrische" Bewegungen macht, wird die **Phantomerfahrung (inkl. Schmerz)** radikal geändert. (Neurologe Ramachandran, San Diego)

So mit der Person arbeiten, als sei sie vollständig, d.h. als wenn das jeweilige Symptom von einem solchen Problem herrührt, das eine unversehrte Person bei diesem Symptom hätte.

Auf der **ätherischen**, der **astralen (emotionalen)** und der **kausalen (spirituellen) Ebene** ist die Person vollständig. Also auch diese Ebenen einbeziehen bei der Behandlung. Das kann die physische Ebene beeinflussen. Siehe

Arthritis

Überproduktion von kollagenen Fasern und Verkalkung im Gelenk können Symptome für echte und Pseudoarthritis (siehe unten) sein.

Nicht selten handelt es sich um eine **Pseudoarthritis**. D.h., verkürzte oder falschgestellte Bänder und Muskeln erzeugen Symptome, die fälschlicherweise für den Arthritis gehalten werden. So kann es z.B. im Kniegelenk aufgrund verkürzter Ischiocruralen zu Calciumniederschlag kommen.

Kortison ist langfristig schädlich für das Gewebe und führt bei längerer Anwendung zu Osteoporose.

Ernährung spielt eine entscheidende Rolle.

Klienten mit Arthritis neigen zu demütiger, Heilung erhoffender, passiver Haltung.

Entzündete Körperregion nicht manuell behandeln. Keine osteopathischen Techniken zur **Gelenk**mobilisierung anwenden, aber **CV-4 Technik** (craniosacral). **Viel** mit **Movement** arbeiten. Klient soll sich mehr bewegen.

Asthma

Siehe auch *Allergien* (S.97 f.) und unter *Literatur:* Firshein, Reversing Asthma

Knapp 14% aller deutschen Kinder haben Asthma (Spiegel 19/ 2003).

Entstehung und Verlauf:
Virus, Bakterien, Gift oder Allergene (in Luft, Nahrung, Baumaterialien, Pflanzen) → Immunsystem reagiert mit Überempfindlichkeit → Entzündung (u.U. im Blut nicht nachweisbar) → Gewebeschäden an Lunge → dort Bindegewebsbildung (Narbengewebe) → Verhärtung/Verdickung und Schleimbildung → Atemwege verengen sich → Muskelspasmus durch irritierte Nerven

Körperliche Aspekte:

- Asthmatiker ziehen beim Atmen Schultern hoch und die Brustmuskeln arbeiten zu stark. Sie sind Brustatmer, eventuell mit paradoxer Atmung
- wehe Rippen, Sternumschmerz (aufgrund des Atemmusters)
- schneller Puls (aufgrund von Angst, Medikamenten, Sauerstoffmangel)
- Person kann Sätze nicht ohne kurze Zwischenatmung beenden
- Medikamente haben z.T. Reboundeffekte = Gegenreaktion, schwächen Leber und verursachen Osteoporose
- Kortison-Nebenwirkungen bei längerer oder häufiger Einnahme:

Gewebe nicht mehr lebensfähig und tut nicht mehr weh (Signalwirkung des Schmerzes geht verloren), Osteoporose, u.U. geringere Resistenz gegen Infektionen, Magenbrennen/-schmerzen, Akne, Sehprobleme, Kopfweh, Menstruationsprobleme, Muskelkrämpfe, Übelkeit, Müdigkeit, Wachstumsstörungen bei Kindern, irregulärer Herzschlag, Gewichtszunahme u.a.

SI kann Energiefluss durchs Gewebe wiederherstellen, indem Traumaarbeit und strukturelle Arbeit verbunden werden (Titration plus behutsam durch die Schichten hindurch arbeiten).

Seelische Aspekte:
- Mangelnder Körperkontakt als Säugling und Kind. Umarmungsartiges Containern und Körperkontakt durch manuelle Arbeit hilfreich, aber es ist mit Widerstandsproblematik zu rechnen.
- Machtthema
- starkes Bedürfnis geliebt zu werden
- festhalten, nicht loslassen/ abgeben können
- zwanghafte Person aus Angst, keine Luft zu bekommen
- oft handelt es sich um materialistisch eingestellte Skeptiker

Arbeitsweise, -bereiche u.a.:
- Dehnungen während des Ausatmens fördern dasselbe
- Zwerchfellverkrampfung bearbeiten.
- Sprunggelenke halten. Leichter Druck und Dehnung der Gelenke fußwärts während des Ausatmens fördern Ausatmung und Erdung
- in der Nase und am Gaumen (hinterer Anteil) arbeiten
- A/O (=atlanto-occipitale Verbindung) behandeln
- Temporalknochen mehr in craniosacrale Extensionsbewegung bringen (= Rotation nach hinten-oben um Querachse plus Innenrotation um Sagittalachsen)
- Brustkorb mit Intercostales
- T 1-6, bes. T3
- Technik, um Einatmen zu provozieren und Schleim durch Husten/Auswurf loszuwerden: Kompression des Brustkorbs (um sternale Gegend, von Seiten und Rückseite des Brustkorbs) gefolgt von Schütteln und Release.
- Viszeral: Leber, Lunge Magen, Dickdarm bearbeiten
- ANS ausbalancieren und Entspannung fördern

- Bei akutem Anfall: Atemhilfsmuskeln unterstützen für Ausatmen, indem Behandler Klienten unter Achseln unterfassend anhebt.

Atemarbeit:
- 7 Herzschläge für Einatmen, 9 für Ausatmen (dabei Puls fühlen); also mehr Zeit für das Ausatmen nehmen lassen.
- Bauchatmung fördern (Asthmatiker atmen hoch und nutzen das Zwerchfell kaum). Z.B. im Liegen Buch/Stein oder Hände auf Bauch legen, im Sitzen Hände auf Bauch legen.
- Klarmachen: Man kann nur soviel einatmen, wie man vorher ausgeatmet hat
- Ausatmen fördern: Mit geschürzten Lippen ausatmen fördert langen, gleichmäßigen Ausatemfluss
- Bei Angstattacken: „atme in die Gefühle hinein aus!" oder an Wand sitzend mit sich selber umarmenden Händen gegen Boden und Wand einatmen (Container)

Wichtige Nährstoffe:
- Magnesium, Fisch und Gingko (gegen Entzündung)
- Cayenne und Lakritze (für Bronchien)
- Vitamin C, E und Beta-Carotin (Antihistamine)

Komplementäre Therapien:
- Homöopathie
- Akupunktur
- Lymphdrainage
- Yoga, Meditation, Tai Chi

Bewegung, körperliche Anstrengung Sport etc.:
- Keine Stop and Go Sportarten wie Tennis oder Squash
- keine Kälte
- einatmen in der Phase von Kraftanstrengung
- Visualisierungsübungen vorher helfen Atmung und Bewegung besser zu koordinieren und die Angst vor Atemnot zu verringern

Autismus

Mangel an Orientierung. Das erste Symptom des Autismus ist die Unfähigkeit, auf etwas zu zeigen.

Autistische Kinder haben als Babys **abnorme Bewegungsmuster** (beim Drehen, Sich Aufsetzen, Krabbeln und später beim Gehen). U.U. kann frühe Hilfestellung autistischen Kindern helfen.

Behandlung:

- Lig. nuchae direkt am Occiput behandeln zur Unterstützung der rechts-links-Balance des Gehirns.
- Os temporale, Kompression der spheno-basilar-Gelenke cranio-sacral behandeln (siehe unter *Literatur*: Upledger, Lehrbuch der Kraniosakral-Therapie, S.301-303 und Upledger, Somato-Emotional-Release, S.5-9)
- Tiefe manuelle Gewebsarbeit hilfreich. Können auch die Eltern machen.

Carpal-Tunnel-Syndrom (CTS)

Periphere Kompressionsneuropathie des mittleren Nervs am Handgelenk zwischen unelastischen Carpal-Ligamenten und anderen Strukturen im Carpaltunnel.

Ursache:

Geschwollene Sehnen und/oder geschwollenes Bindegewebe, das den Nerv umgibt. Da Nervenendungen sehr lang sein können (über mehrere Gelenke hinweg), sind sie großer Spannung und intraneuralem Druck ausgesetzt.
Zu lange/häufige Flexion oder Extension des Handgelenks (z.B. Überlastung durch PC-Arbeit)

Symptome:

- Beginnen meist nachts oder morgens
- Taubheit, Brennen, Kribbeln, Schwäche in Daumen, Zeige- und Mittelfinger
- Schmerz in Handgelenk

Schulmedizin: Spritzen, Hand schienen, operatives Trennen des transversalen Carpalligaments, OP-Folgen sind oft: Vernarbung mit Bewegungseinschränkung und Schmerzen, Schwäche in Gliedmaßen.

Arbeitsweise:
- Problem im Gewebe oder im Nerv?
- Problem der HWS, der Schultern?
- Mm. Infraspinatus und Subscapularis triggern CTS-ähnlicher Schmerz
- Mm. Scaleni?
- Lücke zwischen 1.Rippe und Clavicula (N. Brachialis-Lücke) komprimiert?
- Rippe 2 drückt gegen Rippe 1?
- Arteria subclavia komprimiert?
- Bicepssehnenansatz-Problem?
- Membrana interossea des Unterarms?
- Supinatoren und Pronatoren der Hand?
- Carpalligamente verkürzt?
- Carpalknochenposition?
- Optimal ist das Arbeiten in neutraler Handposition oder in leichter Flexion, Extension, Supination oder Pronation
- Mm. Opponens von Daumen und kleinem Finger
- Os Lunatum
- Siehe unter *Faszienverzerrungen* auf S.43 ff.

Charcot-Marie-Tooth-Krankheit

Muskelatrophie in Füßen und Unterschenkeln, übergreifend auf Hände und Unterarme.

Ursache: Chronische Degeneration von peripheren Nerven und Nervenwurzeln.

Weitere **Symptome**:
- Typisch: kurzer Fuß mit hohem medialen Gewölbe.
- Schmerz, Parese (motorische Schwäche, unvollständige Lähmung) und oft Krämpfe

Therapie: Krankheit kann zum Stillstand kommen. Es gibt keine spezifische Behandlung. **SI** kann nur indirekt helfen, z.B. durch Versuch, die Sensibilität der Füße und Unterschenkel wiederherzustellen.

Chronisches Ermüdungssyndrom (chronic fatigue syndrome, CFS)

Ursachen:

- Anscheinend Mycoplasmen (=Zwischenform zwischen Bakterien und Viren), wenn gleichzeitig das Immunsystem schwach ist, etwa durch Folgen von Trauma.
- Atemprobleme können chronisch erschöpfen.

Diabetes

Chronisch verlaufende Stoffwechselkrankheit, bei der ein absoluter oder relativer **Insulinmangel** besteht.

Der hohe Blutzuckerspiegel **verhärtet das Bindegewebe.**

SI kann indirekt helfen durch**:**

- verbesserte Zirkulation
- Herabsetzung des neuromuskulären Hypertonus

Arbeitsweise:

- Gewebe ist hart und reagiert sehr langsam auf Druck
- Kein Gewebe verletzen (bes. an Füßen) wegen Gefahr einer Zirkulationsstörung. Daher Ödeme und mangelnde Durchblutung beachten.
- Keine Nasenarbeit
- T 9 (oder 6) ist meist fixiert. Nicht mobilisieren, wird frei bei nächster Insulininjektion
- Spritzgegend ca. 5 Std. nicht bearbeiten. Denn das kann die Insulinaufnahme beschleunigen, d.h. der Körper nimmt das Insulin zu schnell auf.
- Benötigte Insulindosis kann sich während des Prozesses verändern. Deshalb hin und wieder testen lassen.

- Wenn hypoglykämischer Schock während der Sitzung auftritt (Anzeichen: seltsames unzusammenhängendes Verhalten, Schweißausbruch, schnelle Stimmungswechsel, Zittern, Krämpfe, Schwäche): Zuckerlösung, Saft, Cola oder Honig geben. Wenn Klientin bewusstlos: Notarzt verständigen.

Down-Syndrom

Sehr langsam arbeiten.

Kein Atlantooccipital-Release, denn das kann das Lig. Transversum atlantis so schwächen, dass der Atlas sich vom Dens axis löst.

Dupuytren's Kontraktur

Siehe *Hand* auf S. 59 f.

Ehlers Danlos Syndrom

Defekt des Bindegewebes führt zu fragiler Haut und instabilen Gelenken, zu schlechter Wundheilung und Gelenkschmerzen.

Sehr langsam und sanft arbeiten. Gelenke stabilisieren. Mit Bewegung arbeiten.

Epilepsie

Ursachen:
- Hirnschäden bei Geburt
- Kopfverletzungen
- Gifte
- Hirnhautentzündung
- Hirntumor
- Stoffwechselstörung

Auslöser für Anfälle ist zu 80% emotionaler Stress.

Anfälle erzeugen Spannung in: Sternocleidomastoidei, Scaleni, Trapezius und kurzen Nackenmuskeln am Occiput

SI kann Anfallshäufigkeit reduzieren und helfen, EEG-Werte zu normalisieren. Hyperventilation vermeiden (Klienten langsam tief einatmen, Luft anhalten und langsam ausatmen lassen).

Bei akutem Anfall in der Praxis: Sicherheitsabstand, beengende Kleidung öffnen, zusammengelegtes Taschentuch o.ä. zwischen die Zähne schieben (gegen Zungenbiss), Notarzt (Tel. 112), nach Beendigung der Muskelzuckungen Seitenlage, sodass Speichel und Erbrochenes abfließen können.

Fibromyalgie / Fibrositis

Syndrom, oft vor oder nach:

- chronischer Müdigkeit
- Virusinfektion (führt zu Immunschwäche und vice versa)
- Allergien
- Angst/Depression
- Burnout-Syndrom verbunden mit Lebensangst
- Trauma

Symptome:

- Schlafstörungen, chronische Müdigkeit
- Immunschwäche
- Angst, Depression
- Bindegewebswucherung (siehe bei *Faszienverzerrungen,* S.43 ff.)
- Muskeln mit druckschmerz-empfindlichen Stellen:
  - suboccipitale Muskelansätze
  - untere Halswirbel-Intertransversalräume
  - Trapeziusansatz mittig am Schädel
  - Supraspinatus am medialen Scapularand oben
  - 2.Rippe
  - Laterale Epicondylen
  - Glutaei (oberer äußerer Quadrant)
  - Großer Trochanter
  - Knie (medialer Fettkörper unter Gelenklinie)

Therapie:

- Alle Symptome / Krankheiten gleichzeitig behandeln
- Medikamente, Ernährung, Psychotherapie koordiniert einsetzen.
- Strukturarbeit (indirekt und sanfte Berührung)

Fokale Dystonie (Musikerkrankheit)

Siehe *Hand* auf S. 59 f.

Gesichtsblindheit (Prosopagnosie)

Betroffen sind 2% aller Deutschen. Wird mit 50%iger Sicherheit an Kinder vererbt.

Betroffene können keine Gesichter wiedererkennen. Identifikation einer Person ist nur durch Stimme möglich. Betroffene gehen an Bekannten vorbei, schauen anderen nicht in die Augen, werden als arrogant oder kauzig empfunden, die betroffenen Kinder werden vorschnell als Autisten diagnostiziert.

SI: Klient soll seine Fähigkeit steigern, andere an Gestik und Körpersprache und –struktur wiederzuerkennen.

Hämorrhoiden

Rectus abdominis hat einen Hypertonus und drückt die Eingeweide nach unten.

Coccyx und Probleme mit L2 (I.Rolf)

Wenn Analbehandlung für Coccyx:

- Heilungsberechtigte dürfen rektal arbeiten, weil Rectum nicht zu den Geschlechtsorganen zählt.(I.Richter)
- Erst beim nächsten Termin, damit Klient für Sauberkeit sorgen kann.
- Klient(in) soll jemand mitbringen, bzw. Eltern sollen bei Kinderbehandlung anwesend sein.

Hemiplegie

Läsion des oberen Bewegungs-Neuron im ZNS → höhere Zentren sind unfähig, die Motoraktivität auf Muskelebene zu unterbinden → Muskelspasmen.

Arbeitsweise:

- die andere Seite stabilisieren
- die schwache Seite behandeln, um sie wieder spürbar zu machen
- evtl. Arthrosen in Knie und Hüfte behandeln
- Beckenarbeit und Thoraxtorsionen bearbeiten
- Atlas (C1)

Hirnhautentzündung (Meningitis)

Arbeitsweise:

- ½ Stunde, 2x pro Woche behandeln
- Nacken behandeln
- Stretchreflex ermuntern bei den Antagonisten (mit Zahnbürste). Auch als Hausaufgabe geben
- Vom Fuß her Push (Drücken) und Pull (Ziehen); push in das Muster; pull aus dem Muster heraus).

Ischias

Akut: Akupressurpunkt (lateral-cranial vom Sitzknochen, direkt unterhalb des Femurhalses)

Mögliche **Ursache**: Häufiges Sitzen auf Portemonnaie in Gesäßtasche.

Wurzelschädigung? Test: Rückenlage. Gestrecktes Bein der Klientin hochhalten. Radikuläre Schädigung liegt vor, wenn ab 60°-Winkel Schmerz auftritt.

Vermeintliche Ischiasschmerzen (Schmerz entlang der Beinaußenseite von oberhalb des Trochanter bis unterhalb des Knie): Triggerpunkte in Vastus lateralis auf mittlerer Höhe des Oberschenkels können Ursache sein.

Ursache manchmal **Verdickung der Oberschenkelvorderseite der <u>anderen</u> Körperhälfte**.

Entstehungsart häufig: Psoas verkürzt → Piriformis zieht sich zusammen und komprimiert den Nerv.

Checken: LWS, Lumbodorsalverbindung, Atlantooccipitales Gelenk, Psoas, Leisten, Glutaeus minimus (Triggerpunkte), Piriformis (Triggerpunkte), Interosseus Membrane der Unterschenkel, tiefe Rotatoren des Beckens, Leiste, Dickdarm, Ileocecalverbindung, Niere

Wird nach 3.Sitzung oft **besser**, nach 4.Sitzung **schlechter**, nach 5.Sitzung **besser**.

Homöopathie: Hypericum C30

Falls Becken seitlich verschoben ist: Übung auf S.82

Leichtes Falten an der Wand auf einem Bein: Klient soll das Bein der betroffenen Seite im Knie angewinkelt vom oberen Rücken her frei hängen lassen und das Knie schwer sein lassen. Dann soll er das Bein innenrotieren (das öffnet das ISG). Hände der Behandlerin leiten und dehnen etwas. Klient soll Bauch entspannen, und die Hüfte auf der gefalteten Seite (Standbein) darf nicht nach lateral ausweichen. Dann dasselbe auf der anderen Seite. (Man kann auch mit der gesunden Seite beginnen.)

Kausalgie
(Reflex Sympathetic Dystrophy)

Brennender Schmerz in einem Gliedmaßenbereich, der von einem verletzten Nerv versorgt wird. Kann aber auch an anderen Stellen auftreten. Der Schmerz wird durch das sympathische Nervensystem aufrechterhalten.

Wenn vom Arzt schnell ein Blocker (Lidocan oder Bupiracaine Hydrochlorid) in Hals- oder Lumbalganglion gespritzt wird, ist die Chance gut, dass Kausalgie nicht fortschreitet. Risiko des Spritzens am Hals: Arterie oder Subarachnoidalraum kann verletzt werden, was zu Atemstillstand und Kreislaufkollaps führt.

SI:
- Warnzeichen: Klient hat stark brennende Schmerzen in einem Gliedmaß (ausstrahlend in Hand oder Fuß) sowie Kälte- und Hitzeblitze im Gliedmaß. Sofort zum Anästhesisten!
- Im Nacken und in LWS-Gegend nicht behandeln (auch nicht indirekt-energetisch)! Dies kann einige Stunden später zu schwerer Schmerzreaktion führen.

Kinderlähmung (Poliomyelitis)

Bei milder Form kann SI behilflich sein.

Siehe *Spastik* (S.130) und *Post-Polio-Syndrom* (S.125 f.)

Koma

Signale des Autonomen Nervensystems beobachten (ist die einzige Feedbackmöglichkeit)

Kopfschmerzen

a) allgemeine Hinweise

Viszeral: siehe unter *Literatur*: J.P.Barral, The Thorax, S.102-104

Entstehung:

- Verkürzte Hals-/Nackenmuskeln
  → atlantooccipitales Gelenk komprimiert → Stau in der Arteria vertebralis → Druck auf den Nervus suboccipitalis → Stauverschlimmerung...
- Verkürzte Hals-/Nackenmuskeln
  → atlantooccipitales Gelenk komprimiert → Stau in der Arteria vertebralis und der Arteria carotis communis. Blutzirkulation gestört.
- Ungeeignete zahnärztliche Behandlung
- Wassermangel
- Migräne und Spannungskopfweh **bei Kindern** durch**:**
- Schulstress, Leistungsdruck durch Eltern, Familien- oder Ehekonflikte der Eltern, Lärm und eingeschränkte Bewegungsmöglichkeiten (Verkehr), Schlafmangel, Süßigkeiten, Fernsehen, Computer, Hirntumor.

  Wenn das Ligamentum nuchae zu kurz ist, wird der Kopf eines Kindes nach hinten gezogen und das Occiput wird zusammengedrückt. Denn die Knochen wachsen schneller als Bindegewebe.

Akupressurpunkte: Auf Handrücken proximaler Raum zwischen 2. und 3. sowie zwischen 4. und 5. Metacarpalknochen

Schädelknochen craniosacral behandeln:
- V-Spread-Technik
- Still Point Technik
- Techniken zur Fluid-Zirkulation
- Os frontale (bei Kopfweh im vorderen Bereich)
- Os parietale (bei Kopfweh im seitlichen Bereich)
- Occiput-C1 (bei Kopfweh im Hinterkopf/Nacken)
- Spheno-Basilar Strain-Pattern

Voraussetzung für craniosacrale Kopfschmerzbehandlung: thoracic inlet ist frei, damit „Abfluss" nach unten möglich ist.

Behandlung:
- Füße und Beine (Pressel)
- Sacrum und Coccyx (wegen Dura)
- Nacken (M. rectus capitis post.)
- Siehe unter *Faszienverzerrungen* auf S.43 ff.

b) Migräne

Kennzeichen:
- meist einseitig
- klopfend oder stechend
- Stirn-Schläfen-Augen betroffen
- kann mit Spannungskopfweh kombiniert sein
- wird oft begleitet von Übelkeit, Licht- und Lärmempfindlichkeit
- bei körperlicher Aktivität stärker
- kann von neurologischen Ausfallerscheinungen begleitet sein (Sinnesorgane, Taubheit in Gliedern)
- setzt meist nachts ein

Entstehung durch:
- Konzentrationsschwankungen von Neurotransmittern im Hirnstamm
- Vererbung plus Imitationslernen von Eltern
- Hormongeschehen (bei Frau)
- Erweiterung der Blutgefäße nach Verengung

- Seelische Konflikte (unterdrückte Gefühle und Aggressionen, Stress, familiäre und berufliche Konflikte, Sex im Kopf blockiert, mangelnde Durchsetzungsfähigkeit, nie Zeit für sich)
- Trauma (unmittelbar oder 1-1½ Jahre vor Auftreten der Migräne). Oft Stasis des ANS in einer Art Fusion von Kummer und Ärger. Oft Gefühlsstau im Solar plexus.

Therapie:
- Os Temporale bewegungseingeschränkt
- Kaumuskeln und Kopfdecke sind oft verhärtet
- Oft C3/4 Probleme (Blockierung)
- Fast immer „Witwenbuckel"
- Becken, denn oft ist Sexualität das Thema
- Pestwurz („Petadolex" ist frei erhältlich)
- Gefäßtraining (Biofeedback)
- Entspannungstraining (progressive Muskelentspannung)
- Psychotherapie
- Schmerzmittel mit nur *einer* Wirksubstanz (Schmerzmittel mit mehreren Wirksubstanzen führt oft zu Schmerzmittelkopfweh)
- Schmerztherapie
- Diät
- Kaffee mit Zitrone (nicht zu stark, weil sonst gegenteilige Wirkung auftreten kann)

c) Spannungskopfschmerz

Kennzeichen:
- beidseitig
- beginnt meist im Occiput- oder Stirnbereich und breitet sich über den ganzen Kopf aus
- Druckgefühl
- meist morgens stärker als tagsüber
- kann mit Migräne kombiniert sein

Entstehung:
- <u>während</u> Konflikt und Stress
- schlechte Körperhaltung
- verselbständigt sich bei längerer Dauer

- oft von Muskelverkrampfungen des Nackens, des Rückens und des Anus begleitet
- Seele (Stress, emotionale Probleme, sexuelle Ängste, Ängste allgemein, Ehrgeiz, Depression)

Therapie:
- Progressive Muskelentspannung
- EMG-Biofeedback
- Psychotherapie
- Schmerzmittel mit nur *einem* Wirkstoff (Schmerzmittel mit mehreren Wirksubstanzen führt oft zu Schmerzmittelkopfweh)
- Schmerztherapie
- Eis, kalter Lappen auf Stirn, nicht zu starker Kaffee mit Zitrone, Stirn mit Pfefferminz- und Lavendelöl einreiben, Baldriantee mit Honig
- Eigenmassage des Anus durch Kontraktionen.

d) Andere Kopfschmerzarten

Schmerzmittelkopfschmerzen
- durch häufige oder langandauernde Schmerzmitteleinnahme
- erst Entzug der Schmerzmittel, dann Therapie des ursprünglichen Kopfwehs

Cluster-Kopfschmerzen
- sehr selten, meist Männer, meist episodisch
- einseitig, bohrend-brennend, unerträglich
- Therapie: Sauerstoffmaske, Medikamente

Weitere Ursachen für Kopfschmerzen:
- WS-Probleme
- Schlafmangel
- Kieferentzündung
- Fehlstellung der Kiefergelenke
- Andauernde Druckbelastung der sternalen Gelenke durch Überbeanspruchung des Brustbeins als Stütze (siehe *sternales Syndrom* auf S.131 f.).
- Galle (T 4)
- Neuralgien
- atypischer Gesichtsschmerz

- Entzündung der Arteria temporalis
- Verletzungen oder Krankheiten im Kopf-/Hirnbereich
- zu hoher oder zu niedriger Blutdruck
- Wassermangel
- Stoffwechselerkrankungen (z.B. Zuckerkrankheit)
- Nierenentzündungen
- Schilddrüsenprobleme
- Herzinsuffizienz
- Augenerkrankungen oder –überanstrengung
- Stirn- und Nasennebenhöhlen-Probleme (warmes Tuch auf Stirn legen)
- Eiterherde
- chemische Vergiftung aus Umwelt und Nahrung
- Alkohol
- Lebensmittelallergien

Krampfadern

Nylonstrümpfe und **Strumpfhosen aus synthetischem Material** tragen zu Krampfadern bei.

Arbeitsweise:
- Längs der Muskelfasern arbeiten. Das erhöht den venösen Blutfluss und den venösen Kapillardruck
- Wenn die Krampfadern an Unterschenkelinnenseite sind, verbessert die Arbeit an Adduktoren den Rückfluss.
- Krampfadern an Unterschenkelrückseite: Kniegelenk-Arbeit.
- Wenn möglich breite Druckflächen, viel mit Bewegung der Klientin arbeiten, viel am Becken arbeiten (z.B. Beckenboden).
- Von entzündeten Venen fernhalten.
- Thrombosengefahr
- Vorsichtig arbeiten, denn betroffene Gegenden können sehr schmerzhaft auf Druck reagieren.
- Dysfunktion L 2
- Ida Rolfs Fußübungen.
- Ernährung: Vollwertgetreide, Honig

Krebs

Krebsvorsorge: 5 Glas Wasser pro Tag reduziert Darmkrebsrisiko um 45%, Brustkrebs um 79%, Blasenkrebs um 50%. (US-Studie)

Körperliche Bewegung (Sport, Tanz, Tai Chi usw.) kann lebensverlängernd wirken (bes. bei Darm- und Brustkrebs) und hilft die Chemotherapie und Bestrahlungen besser zu vertragen.

Schamanen sagen, Krebs ist Folge von Sauerstoffmangel im Gewebe.

Druck der extracellularen Matrix auf die Interferone auf den Zellwänden (der Druck wird über die Microfibrillen zum genetischen Material innerhalb der Zelle übertragen) führt zu Krebs. (Studie der Univ. von Kalifornien)

Auf Risiko manueller Arbeit der SI hinweisen (siehe *Kontraindikationen* auf S.28 f.)

Bis zu 3 Monate nach Operation mit Behandlung warten, ob sich keine neuen Geschwülste gebildet haben.

Manche Spätfolgen von Chemotherapie können durch SI vermindert werden, z.B. Vergiftung des Organismus, Depressionen.

Brustamputation (Mastektomie) und eventuelle Rekonstruktion:

- Exteroception (Wahrnehmung der Umwelt) und die Exproprioception (Gleichgewichtswahrnehmung über Raumwahrnehmung) nehmen ab. Außerdem wird der Arm der betroffenen Seite beim Gehen nicht benutzt, was auf der anderen Körperseite zu Hüftproblemen führt. (H.Godard)
- Abnahme der Empfindungsfähigkeit in der Achselhöhle, in der Brust und an der Innenseite des Oberarms. Haut hypersensibel.
- Betroffene Schulter steht niedriger, dreht nach innen. Scapula wird nach vorn gezogen.
- Narbenkonstriktion führt zur Hyperkyphose, was wiederum die Narbenkontraktion verstärkt usw.
- Frau soll tief atmen, während sie die Arme über den Kopf streckt (evtl. in Rückenlage auf Pezziball liegend).
- Gespräch: Was sind die Probleme und Bedürfnisse? Was bedeutet die Krankheit für die Frau? Wie begegnet sie ihr? Was fühlt sie in bezug auf die Zukunft? Was fühlt sie in bezug auf

das veränderte Körperbild von sich? Wie reagieren Umgebung und Familie? Wie hat das Geschehene die Partnerbeziehung beeinflusst? Gibt es bestimmte Ängste oder Depressionen?

Legg-Calvé-Perthes-Krankheit

Degeneration des proximalen Endes der Tibia bei Jungen im Alter von 6-14 Jahren. Knochenwachstum der Tibia wird dadurch behindert. Kann chronisch werden und auch bei anderen Knochen auftreten (z.B. Femur: Veränderung der Gelenkpfanne mit Kompression des Hüftgelenks und der Beckenhälfte). Schmerzhaft. Schulmedizin: Traktion für ein Jahr oder OP.

SI: Dekompression betroffener Gelenke und Segmente. Arbeit in angrenzenden Gebieten kann die Degeneration stoppen und eventuell das Knochenwachstum wieder in Gang bringen.

Linkshändigkeit (Umschulung auf rechts)

Händigkeit ist Ausdruck (motorischer) Dominanz der einen Hand und der kontralateralen Gehirnhälfte.

Händigkeit ist vererbt. Wahrscheinlich sind ca. 30 % aller Menschen geborene Linkshänder.

Beidhändigkeit (im Sinne beidhändigen Schreibens) kann Ausdruck einer zerebralen Schädigung sein.

Bei einer Umschulung von Links- auf Rechtshändigkeit kommt es nicht zu einer Dominanzumstellung im Gehirn, sondern zur Überlastung der nicht dominanten Gehirnhälfte und zu einer Unterbelastung der anderen Hirnhälfte sowie zu Übertragungsproblemen im Corpus callosum.

Umschulungsvorgänge werden oft verdrängt bzw. in der Erinnerung verharmlost, weil die Erinnerung zu schmerzhaft und mit Scham verbunden ist.

Primärfolgen der Umschulung können sein:

- Gedächtnisstörungen und Konzentrationsstörungen (schnell müde)
- Lese- und Rechtschreibprobleme (Legasthenie und musikalische „Legasthenie")

- Raum-Lage-Labilität (Rechts-Links-Unsicherheit)
- Feinmotorische Störungen (auch im Schriftbild)
- Sprachstörungen (Stammeln, Stottern)

Sekundärfolgen können sein:

- Minderwertigkeitsgefühle, Unsicherheit, Zurückgezogenheit
- Kompensation durch erhöhten Leistungseinsatz
- Trotzhaltung, Imponiergehabe, Clown-Rolle
- Bettnässen und Nägelkauen
- vegetative Reaktionen: Schweißausbrüche, Lidflattern, Muskelzuckungen und Tics, Kopfschmerzen, Schlafstörungen
- Psychosomatische Störungen
- Neurosen und Verhaltensstörungen

Test, ob Klient ein umgeschulter Linkshänder ist:

1. Hände wie zum Gebet falten. Liegt der linke Daumen über dem rechten, dann wahrscheinlich Linkshänder.

2. Arme vor der Brust verschränken. Liegt der rechte über dem linken Arm und zeigen die Finger der linken Hand nach oben, dann ist dies ein weiterer Beleg für eine angeborene Linkshändigkeit.

3. Wenn vorhanden – die Ohrringe aus den Ohrläppchen ziehen. Dann gleichzeitig und gleichmäßig beide Ohrläppchen mit Daumen und Zeigefinger zusammen drücken. Langsam den Druck erhöhen. an welchem Ohr ist der Druck schmerzhafter? Ist es das linke Ohr, ist das noch ein Indiz für Linkshändigkeit.

Verhaltensauffälligkeiten werden in Therapie und Schule oft anderen Faktoren als Ursachen zugerechnet, weil die Händigkeitsproblematik nicht bekannt ist.

Eine Rückschulung auf Linkshändigkeit ist nicht immer optimal, weil Nervensystem und Seele sehr belastet werden.

SI kann einige Primär- und Sekundärfolgen beheben helfen.

Zur Therapie und Tipps für umgeschulte Linkshänder siehe *Literatur*: Johanna Barbara Sattler, Der umgeschulte Linkshänder.

Lupus erythematodes (Systemic lupus erythematodes, SLE)

Allgemeine Multi-System-Bindegewebskrankheit (kollagen-vasculär), Autoimmunerkrankung. Betroffen sind junge Frauen. Diagnostisch nachweisbar durch speziellen Antikörper im Blut.

Meist verbunden mit Gelenkentzündungen. Evtl. HWS-Problem, Migräne und Müdigkeit.

SI:
- kann nur Muskel- und Gelenkschmerzen erleichtern.
- Nicht in Akut-Phasen arbeiten.
- Abstände 2-4 Wochen.
- Möglichst sanft (indirekte Techniken).
- Bei geringster Verschlimmerung abbrechen oder Zeit lassen.

Lymphödem

Blasse, teigige, nur z.T. eindrückbare, nicht schmerzhafte Schwellung, bes. an Knöcheln. Ursache: Lymphabfluss ist verlegt.

Längs der Muskelfasern arbeiten. Das erhöht den venösen Blutfluss, erhöht venösen Kapillardruck und hilft beim Rücktransport von Flüssigkeit.

Craniosacral (CV-4 Technik).

Gegend um betroffene Gelenke befreien.

Atmungsqualität ist wichtig.

Magersucht / Ess-Sucht (Anorexie /Bulimie)

Siehe Buch: Das Gedächtnis des Körpers, S.190-194

Seelische und körperliche **Charakteristika:**
- **Betroffene** kommen überwiegend aus der Mittel- und Oberschicht und sehen oft gut aus.
- **Bindungsproblematik**: Wurden als Kinder zu sehr behütet (zu starke Bindungen) oder fühlten sich in der Familie ausgestoßen.

- Häufig **schizoide Tendenzen**: Spaltung zwischen Vorstellung von sich und Realität.
- Zerrissen zwischen Denken und Fühlen, was zu **Autoaggression** und **Depression** führt.
- Häufiger **Verlauf**: erst magersüchtig, dann eßsüchtig, dann beides abwechselnd (Bulimie: essen und anschließendes Erbrechen auf der Toilette).
- Selbst wenn Bulimiekranke nicht erbrechen, verzehrt der Körper durch **Stress** oft das Gegessene.
- Vollständige Heilung von Bulimie selten, weil es sich um eine **Suchtkrankheit** handelt und die Droge Essen nicht generell vermeidbar ist.

Gesichtspunkte der Behandlung:
- Vergewissern, dass Klientin einen Bezug zur Realität hat (Wohnung, Arbeit, Studium, Freunde etc.).
- Klare Vereinbarungen mit Eigenverantwortung treffen (z.B. Termine, „Hausaufgaben")
- Psychotherapeutische Begleitung u.U. wichtig
- Tanzen ist hilfreich

Arbeitsweise:
- Wirbelsäule und Bauchgegend (Magen, Darm) sind wichtig
- Der Tendenz des Magens, an visceral compartment des Halses zu ziehen, entgegenwirken.
- Rücken in Bauchlage mit punktuellem Druck bearbeiten (Meridiane)
- Kräftiger Druck
- Propriozeptive Wahrnehmung schulen (wegen der oft ausgeprägten Spaltung zwischen Vorstellung vom eigenen Körper und Realität)
- Klientin soll viel <u>Warmes</u> trinken.
- Integration wichtig.

Marfan-Syndrom

Bindegewebserkrankung, begleitet von abnormem Wachstum der langen Knochen.

Führt zu Augenproblemen, ernster Schwächung der Aorta und Kreislaufproblemen.

SI:
- Sehr langsam arbeiten.
- Kein Atlantoocipital-Release, denn das kann das Lig. transversum atlantis so schwächen, dass der Atlas sich vom Dens axis löst.

Morbus Sudeck

Lokales unwinding des Gewebes, craniosacrales Arbeiten an den strukturellen Verhältnissen zwischen den Knochen.

Multiple Sklerose (MS)

Symptome:
- Gelenkschmerzen
- Koordinationsstörungen
- Handlähmung
- Hemiparese
- in tiefen Sehnen überstarke Reflexe

Ursachen:
- herkömmliche Erklärungen: Virus- und/oder Autoimmunerkrankung, Vererbung
- Dr. Fratzer („Schach dem MS"): Es handelt sich um eine Erkrankung der Blut-Hirn-Schranke

Therapie: Vitamin E, Naturheilmittel, bestimmte Diät

Arbeitsweise:
- Bewegung erhalten und stärken
- Kontrakturen vermeiden: Erst leichte Berührung, bis Tonus wiederhergestellt ist.
- Armarbeit ist hilfreich

- Das Nervenystem nicht überlasten (u.a. nicht zu kleine Abstände zwischen Sitzungen)
- Erstverschlimmerung möglich.

Narben

Narbengewebe (=Bindegewebe) geht oft sehr tief und neigt zu Verhärtung und Verklebung. Kann durch SI geändert werden. Braucht aber wiederholte Arbeit.

Unterspritzen mit Lokalanästhetikum (Neuraltherapie) bringt nur bei oberflächlichen Narben etwas.

Narben können lokale, regionale oder komplexe Dysfunktionen bewirken („Störfelder").

Lokale Dysfunktionen: nichtverschiebbare Narbe, Störung von Gelenkfunktionen und Knochen unterhalb der Narbe.

Regionale Dysfunktionen: knöchern, viszeral craniosacral. Osteopathische Tests und lokal listening (Barral) nötig (Thermo-Abstrahlung geht *trichter*förmig nach oben).

Komplexe Dysfunktionen: Faszienketten a la Tom Myers, lymphatische Komponente, viszerale oder craniosacrale Komponente, Schock-Trauma und emotionale Komponenten.

Osteopathisches Prinzip, die primäre Läsion zuerst zu behandeln, trifft nicht auf Narbe zu, denn die lange bestehende Gewebsfibrose, der veränderte Stoffwechsel, der chronische Lymphstau usw. verhindern die Reaktionsfähigkeit der Narbe auf unmittelbare Behandlung.

Zunächst von der Umgebung her dreidimensional auf die Narbe zuarbeiten und die entstandenen Dysfunktionen (siehe oben) behandeln. Dann erst die Narbe selbst behandeln: längs und quer mehrfach (und unterbrechend) mit ca. 20% der maximalen Dehnmöglichkeit dehnen. (Volle Dehnmöglichkeit zu nutzen steigert Kollagenproduktion und führt so zu weiterer Hypertrophie und Verkürzung.) 3-5 Sitzungen erforderlich.

Motilität fördern (vegetative Reaktionen einbeziehen)

Abdominalnarben: oft Kompensation auf anderer Körperseite und im Rücken.

Hilfreich: **Akupunktur** (Meridianfluss verbessern), **Homöopathie** (Staphisagria), **Vitamin E**.

Osteoporose

Wesensgliederzusammenhang: zu früh beginnende Exkarnation von Ich, seelischer Empfindung und Lebensorganisation führt zu verminderter Willenstätigkeit des Ich im Gliedmaßensystem, zum Rückzug des Astralleibes aus dem Gliedmaßensystem und zur Depressionsneigung.

Therapie:

- SI kann Bindung an physischen Leib fördern.
- Behutsam arbeiten (Vorsicht bei langandauernder Kortisontherapie)
- Eurythmie: C und D (für Polarität Schwere-Leichte), außerdem Gesten von U und I.
- Vitamin D 3
- Sonnenlicht
- Homöopathie: Phosphor und Equisetum (Quarz), Calcium phosphoricum, Calcium carbonicum, Argentum, Agaricus, Periosteum, Caerussit oder Barysilit

Paradontose

Bei **beginnender** Paradontose ist Mundarbeit günstig.

Parkinson

SI kann:

- nicht das Zittern beeinflussen
- Gelenkwinkelungen (z.B. Nackenkontraktion) reduzieren
- Schlaf und tägliche Aktivitäten durch neuro-myofasziale Entspannung positiv beeinflussen
- Stress reduzieren
- Falltendenz reduzieren

Klient soll Zittern und Spasmen nicht zu stoppen versuchen, sondern minimalisieren, indem er sie wie willkürliche, selbst erzeugte Mikrobewegungen behandelt.

Klient soll Erstarrung willkürlich herstellen (statt dagegen zu kämpfen) und dabei entlang der Vertikalachse atmen.

Plantar-Faszitis (Entzündung der Achillessehne)

Mikrorisse in der Plantarfaszie an Ferse oder Ballen mit **Entzündung** und Bildung unelastischer Narben. Muskelsehne ist dort, wo sie am Knochen ansetzt, entzündet. U.U. liegt eine Restriktion der Nervenfaszien (Tibial- und Plantarnerven) vor.

Problem: Fuß müsste ruhiggestellt werden, damit eine Heilung ablaufen kann. Sonst Kallusbildung am Knochen (siehe *Fersensporn* unter *Fuß* auf S.61), wodurch Faszie und Muskeln irritiert werden.

Schmerz in Plantarfaszie, Ferse, reflektorisch in Unterschenkelrückseite (Gastrocnemii, Soleus, Tibialis post. usw.). Schmerz besonders stark morgens, im Alter (mangelhafte Elastizität) und nach Zeiten, in denen der Fuß passiv in Plantarflexion war.

Ursachen:
- Häufig eingenommene Plantarflexion des Fußes oder Überstreckung der Plantarfaszie
- Chronische Verkürzung der Achillessehne
- Überbeanspruchung bzw. Überdehnung der Unterschenkelmuskeln der Waden (Antigravitationsmuskeln) durch vorwärtsgelehnte Beinstellung
- Sport ohne genügende Vorwärmung und Nachdehnung

Behandlung:
- Arbeit an Knöcheln und an Faszien um die Knöchel, dabei scharnierartige Fußbewegung
- Fibula befreien
- Gewebe in die irritierte Gegend schieben (die Löcher füllen), nicht weg vom Zentrum (wegen Mikrorissen)
- Triggerpunkte in Waden und an der Vorderseite des Calcaneus bearbeiten
- Psoas bearbeiten, der oft hyperton und kontrahiert ist

- Kaumuskeln checken und gegebenenfalls behandeln
- Vor dem Aufstehen morgens oder nach langem Sitzen zunächst Flexion und Extension der Füße, ebenso Fußkreisen und Fußsohlenmassage mit Tennisball (darauf rollen). Außerdem erst ½ Minute stehen, bevor man losläuft
- Tracking mit kleinem Gummiball unter den Füßen
- Aktives Dehnen der Plantarfaszie: eisgefüllte Flasche quer unter Fußgewölbe legen und die Flasche mit dem Fuß rollen
- Aktives Dehnen der Gastrocnemii und des Soleus: Das betroffene Bein wird gestreckt zurückgestellt, das andere steht vorn und wird im Knie gebeugt.
- Wadendehnung durch Stehen am Treppenabsatz (Gewicht in Fersen geben)
- Sanfte Behandlung der Tibial- und Plantarnerven.
- Rossiter-Technik: Bauchlage, Füße auf der Liege. Mit dem Gewicht der eigenen Ferse (oder Unterarm oder Faust) auf dem Fuß des Klienten vor und zurück bzw. rechts und links auf dem Fuß bewegen, immer nur ein paar Millimeter. Dauer ca. 3 Minuten.

Post-Polio-Syndrom

Symptome:
- Schlaffe Muskellähmung und –atrophie
- Gelenksteife
- degenerativer Prozess des Nervensystems
- Verstopfung, Stoffaufnahmestörungen

SI kann nur Symptomerleichterung schaffen. Sehr hartes Gewebe, sehr langsame und oft nur kurzfristige Erfolge.

Arbeitsweise:
- ½ Std. 2x die Woche behandeln
- Psoas ist oft durch Polio (Kinderlähmung) betroffen (I.Rolf)
- Faszien der nichtgenutzten Gliedmaßen verlängern.
- Mit den Antagonisten der betroffenen Strukturen stimulierend arbeiten, und zwar langsam quer zum Faserverlauf hin und her „schrubben/mahlen''. Ziel: wechselseitiges (reziprokes) neurales Netzwerk der Muskelspindeln beeinflussen und indirekt die denervierten Strukturen stimulieren.

- Nacken
- Stretchreflexe ermuntern bei Antagonisten (mit Zahnbürste)
- Vom Fuß her push (drücken) und pull (ziehen); push ins Muster, pull aus Muster heraus.
- Schambeinfuge unwinden (ist oft empfindlich)
- Beckenboden checken und gegebenenfalls behandeln
- Viszerale Strukturen bearbeiten: untere Baucheingeweide, Blase, Dickdarm, Verbindung zwischen Zwölffingerdarm und Leerdarm (Duodenal-Verbindung), Schließmuskel des Magenpförtners (pyloric sphincter)

Ruhelose Beine (restless legs)

Schmerzen, Kribbeln oder Dumpfheitsgefühl, starke Unruhe in den Beinen.

Meist bei dünnen, älteren Leuten, oft nach langem Drogen- oder Suchtmittel-Gebrauch.

Oft im Zusammenhang mit Lendenwirbelluxation und ISG-Verschiebung. Häufig unterschiedlicher Tonus zwischen rechtem und linkem Quadratus lumborum und zwischen rechten und linken Ischiocruralen. Häufig ist die Atmung zu kurz und zu schnell. Evtll. lymphatischer Stau in Beinen. Die Symptome des ANS können auch unkomplette Gesten sein.

SI bringt u.U. nur zeitweilig Hilfe. Dehnen: Ischiocruralen, Quadriceps, Soleus, Fußsohle. Selbstmassage ist hilfreich.

Eisen und Vitamin B

Schielen (Strabismus)

Ursache: meist Geburtsprobleme

Schielen **kann führen zu**:

- Rotation/Seitbeugung des Kopfes ist bei Strabismus keine Kompensation für WS-Rotation/Seitneigung, sondern höchstwahrscheinlich der Versuch, das eine fixierende Auge zur Mitte (Zentralachse des Körpers) zu bringen, um ein zentrales visuelles Feld zu erhalten. Dieser Mechanismus kann zur Skoliose führen.

- Rotation/Seitbeugung der WS und Blockierung des a/o-Gelenks
- Verkürzung der HWS und der BWS (wegen Extension der Kopfstellung)
- Oben geschilderte Verhältnisse führen wegen mangelnder Durchblutung (Arterien!) zu Kopfschmerzen, Konzentrationsstörungen, Ruhelosigkeit
- Oben geschilderte Verhältnisse führen zur Verkürzung der Scaleni, und dadurch zum Absinken der 1. und 2.Rippe und des Sternums. Atemprobleme sind die Konsequenz.

Kontaktlinsen helfen (weiteres Sehfeld, unbegrenzte Augenmotilität, Sehen immer durch optisches Zentrum der Linsen möglich).

Schlaganfall

Behandlung erst nach 6 Wochen. Langzeitprojekt, aber kleine Erfolge möglich. Craniosacrale Arbeit hilfreich.

Lähmungen: Gelenke mobil halten, Atrophie behandeln, Bewegung visualisieren lassen

Schleudertrauma

Einwirkungen und Folgen:

- Fasziennetz (inkl. Dura) ist auseinandergezerrt → manche Container ändern Bewegungsachse, Extensions-Fixierungen können nicht zurück, Muskeltonus z.B. ist seltsam verändert, Atmung kreiert Überanstrengung → Konfusion
- Beim Aufprall von hinten sind die Gewebeverletzungen überwiegend in der Vorderseite des Halses. Denn der Rückschlag (Hyperextension) ist das Verletzende.
- Extension des rechten Beins des Fahrers →a) Stoß auf Becken Beckentorsion (rechts posterior) oder upslip (Hochrutschen) des Ilium → Psoaskontraktion →Beinrotation; b) Fußknöchel werden komprimiert (bes. rechts).
- U.U. ist die Leber nach abwärts und medial gerutscht → rechte Niere nach unten und Zwerchfell des Fahrers außer Balance.

- Wegen möglicher Wirkung auf Thorax fragen, wie der Sicherheitsgurt positioniert war.
- Bei seitlichem oder diagonalem Aufprall kann es andere Checkpunkte geben. Je nachdem, wie die Kraftvektoren verlaufen. Bei seitlichem Aufprall sind die Kraftvektoren nicht leicht zu ermitteln.
- Bei frontalem Aufprall ist der Stoß von unten her stärker als beim Stoß von hinten. Ansonsten sind die Wirkungen solche wie beim Stoß von hinten.
- Direkt nach Unfall oft keine Symptome, erst Tage später.
- Typische Symptome: Nackenschmerz, Schmerz der oberen BWS, Kopfschmerzen vom Nacken her, HWS- Beweglichkeit eingeschränkt, Schwindel, Tinnitus, Sehstörungen.

Arbeitsweise:

- Halskrause ist nicht nur ungünstig, weil sie den Flüssigkeitsaustausch stört, sondern sie steht inzwischen im Verdacht, genau die Symptome zu erzeugen, gegen die sie gedacht ist.
- Tiefe innere Verletzungen brauchen 1-1 ½ Jahre für Heilung. Deshalb so lange mit Behandlung des Nackens warten.
- Gewöhnlich 2-3 Behandlungen erforderlich.
- Ablauf der Behandlung: An Fußknöcheln (inkl. tiefe Ligamente) beginnen, dann Becken, Bauch und Thorax (beide containerartig), äußere Gewebeschichten, Durarelease durch Arbeit an T 9 (dort ist Dura befestigt), Sacrum (hot spot bei S 2?), dann Occiput, schließlich Cranium liften und, wenn es sanft sich ausdehnt, auf kurzer Seite ziehen, um Dura zu entspannen.
- Während Extensionsphase des craniosacralen Rhythmus die Dura an C 2/3 normalisieren.
- Sternum behandeln
- Nacken und Rücken bearbeiten.
- Arbeit an Occiput und Sacrum: Positioning-Technik. D.h., Occiput und Sacrum in das torsierte Muster entspannen lassen, etwas mehr ins Muster bringen und dem response folgen, während Behandler die Restriktionen löst. Diese Arbeit evtll. in Rückenlage, wobei Klient in seinem Muster liegen soll.
- Siehe auch: P.Schwind, Faszien- und Membrantechnik, S.216-228
- Siehe unter *Faszienverzerrungen* auf S.43 ff.

- Symptome nehmen bis zur 7.Sitzung der Grundserie SI manchmal zu. Das ist o.k.
- Homöopathie: Arnica, Hypericum, Ruta, Symphytum

Schluckstörung

U.U. liegt ungeeignete zahnärztliche Behandlung vor.

Lange Muskeln an Halsseite behindern über die tieferen Strukturen die Kaumuskeln, die dann nicht arbeiten können.

Weitere Arbeitsgebiete: Thoracic inlet, Mundboden, Atlanto-occipitale Verbindung.

Schwindel

Evtll. ist Kopfposition die Ursache. Wenn der **Kopf schief** sitzt, registriert das Gleichgewichtsorgan im Ohr die Dysbalance. Aber die Augen (ebenfalls ein Gleichgewichtsorgan) „überstimmen" das Innenohr. Wenn jedoch Müdigkeit oder eine andere Ursache dieses „Überstimmen" aufhebt, dann setzt sich das Innenohr durch und der Mensch empfindet Schwindel. (siehe unter *Literatur*: P.Egoscue: Pain free, S.201-204)

Gleichgewichtsstörungen (Innenohr): Os Temporale craniosacral behandeln.

Weitere mögliche Ursachen: HWS-Probleme (z.B. C 1), Durchblutungsstörungen durch Hartspann des Gewebes, Tumor im Kopf, Augenprobleme, Trauma, Nebenwirkung von Medikamenten (Betablocker, Schmerzmittel, Mittel gegen Gicht).

Klienten in Lemniskatenform (liegende Doppelacht) laufen lassen.

Schwitzen

Einseitiges Schwitzen: kann durch eine einseitige Sympathikus-Überaktivierung verursacht sein. Mangel an motorischem Input in einem Teil der anderen Körperhälfte (z.B. anderes Bein).

Nachtschweiß: Kann Zeichen akuter Entzündungskrankheit sein (außer in Menopause).

Sodbrennen

Rückenlage. Kopf in Nacken legen. Am Oesophagusrand von cranial nach caudal arbeiten, während Behandler den Kopf wieder in normale Lage bringt. Außerdem Strich vom Rippenbogen abwärts (wie Streichholz anzünden). Und Costal-arch-Lift.

Spastik

Test bei Verdacht auf Spastik: Unterschenkelvorderseite und Fußsohlen beklopfen. Spastische Bewegungen?

Siehe auch *Spastische Hirnlähmung* auf S.177

Normale Nervenimpulse sind oft vorhanden, scheinen aber eingeschränkt zu werden durch **Bindegewebs-Restriktionen**.

Arbeitsweise:
- Nacken
- ½ Std. 2x pro Woche
- Spastik ist zu verhindern, wenn das entsprechende zu bearbeitende Gliedmaß (z.B. Fuß) vorher in künstliche Streckung gebracht wird (z.B. bei Fuß: Dorsalflexion). Oder indirekt: Glied in die Verkürzung drücken und Unwinding abwarten.
- Stretchreflexe der Antagonisten ermuntern (mit Zahnbürste); auch als Hausaufgabe geben
- Suboccipitalmuskeln haben keinen Stretchreflex.
- Vom Fuß her push (drücken) und pull (ziehen); push ins Muster, pull aus Muster heraus.
- Mit Brettchen unter dem Fuß Kontakt aufnehmen lassen. Schrittweise (ein Zeh, zwei Zehen,..., ganzer Fuß).
- Os frontale und lateral strain des Spheno-basilar-Gelenks craniosacral behandeln

Spastische Faust: das 4.Schwimmhäutchen (zw. Ring- und kleinem Finger) mit Daumen und Zeigefinger kräftig zusammendrücken. Danach Handfläche dehnen. Dasselbe bei 2.Schwimmhäutchen machen (zwischen Zeige- und Mittelfinger).

Spastische Lähmung (Cerebral palsy)

Spastische motorische Störung durch vorgeburtlichen Hirnschaden oder durch zu wenig Sauerstoff während der Geburt.

Siehe auch *Spastik* auf S.130

Behandlung:
- In leichten Fällen kann SI helfen.
- Meist harter Core.
- Bei Lähmungen indirekt arbeiten, d.h. Spastik verstärken durch Drücken in die Verkürzung und dann Gewebe sich unwinden lassen.
- Gelenke und Bänder statt Muskeln behandeln
- Sacrum, Kaumuskeln, atlanto-occipitales Gelenk
- Sehnen nur in entspannt liegendem Zustand bearbeiten (zur Vermeidung des Eigenreflexes).
- Craniosacral: Os Frontale, lateral strain des spheno-basilar-Gelenks, Occiput

Spastische Stimm-Lähmung

Eine Spastik der Stimmbänder führt zu Sprachunterbrechung und Stimmqualitätsverlust.

Unwinding. Nackenmuskulatur und prävertebrale Muskeln behandeln. Atemtherapie oft wichtig. Vitamine: A, B, Beta Carotin, C, E. Evtll. Mineralienmangel.

Sternales Syndrom

Andauernde Druckbelastung der sternalen Gelenke durch **Überbeanspruchung des Brustbeins** als Stütze.

Folgen:
- schmerzhafte Reizzustände des Brustbeins und Atembeklemmung. (Herzcheck empfehlen, um Herzproblem auszuschließen.)

- Reflektorische Schmerzen der Muskeln des Schultergürtels und des Nackens, Schultersteife.
- Druckempfindlich: Bicepssehne, Beuger und Strecker des Unterarms, Handwurzelgelenke
- Kribbeln und Einschlafen von Fingern und Hand bei Druck auf die intercostobrachialen Nerven.
- Kopfschmerzen
- Schmerz zwischen Scapulae
- Schmerzen im unteren BWS-Bereich mit Ausstrahlung in Thoraxvorderseite.

Tagesmüdigkeit

Neben vielem anderem kann die Ursache **Wassermangel** sein (US-Studie). **Leber** (viszeral) und **Steißbein** checken. Evtl. Dysfunktion von C 1 oder T 10.

Tennisarm

Entzündung der lateralen Gelenkkondyle. Schmerz und Bewegungseinschränkungen am Ellbogengelenk.

Der Unterarm ist in Supination fixiert, es ist nicht genug Platz zwischen Humerus und Ulna und nicht genug Platz im Handgelenk (Carpaltunnel). Evtl. ist die 1.Rippe blockiert.

Tennisellbogen: siehe unter *Faszienverzerrungen* auf S.43 ff.

Siehe auch *Golfellbogen* unter *Arm* auf S.49

Thoracic outlet Syndrom

Konstellation verschiedenster Symptome in den Bereichen Kopf, Nacken, Schultern und Arme/Hände.

Ursache: Kompression der neurovasculären Strukturen des thoracic outlet (Plexus brachialis, subclavikulare Arterie und Vene)

Symptome:
- Schmerzen und Taubheit in Kopf, Nacken, Kinn, Gesicht, Temporalisgegend, oberer Rücken, Brust, Außenseite von Arm und Hand in Radialnervverlauf (Neurologietyp oberer Plexus, C4-7)
- Schmerzen und Taubheit in Achselhöhle, Innenseiten von Arm und Hand in Ulnarnervverlauf. Hypothenare und Zwischenknochenmuskel-Atrophie (Neurologietyp unterer Plexus)
- Verschlechterung der Symptome bei Armanheben, Extension der Arme über den Kopf, Armextension nach vorn (Autofahren), Tragen, PC-Arbeit etc. Promptes Nachlassen bei Rückkehr zu neutraler Position.
- Arm„hinken" mit bläulicher Hautverfärbung, Schwellung und gestaute Venen
- Gefäßspasmen, Thrombose, Aneurysma, Gangräne der Arterien (fressendes Geschwür durch Einwirkung der Außenwelt auf abgestorbenes Gewebe)

Kann einhergehen mit: Halsrippe, harten Scaleni, zu langem Querfortsatz von C7, Verkürzung des Subclavius, schlechter Position der costocoracoid Sehne, Wirbeltumor, Gefäßablagerungen, Kallusbildung nach Bruch der Clavicula oder der ersten Rippe.

Risikofaktoren: Skoliose, Muskelpakete durch Sport etc., rapider Gewichtsverlust.

Differentialdiagnose: HWS-Probleme, Carpaltunnel Syndrom, Schulterprobleme, Sehnenentzündung, Ulnarnervkompression am Ellenbogen, MS, Tumor in Wirbelkanal, Angina pectoris, Migräne.

Tinnitus

Therapie: Chance für komplette Heilung unter 20%, wenn schon mehr als drei Monate bestehend. Am aussichtsreichsten ist Stressreduktion im Nervensystem.

Mögliche **Ursachen**:
- Sauerstoffmangel im Innenohr aufgrund gestörter Blutzirkulation
- Schädigung des akustischen Nervs oder von Sinnesorganen im Innenohr.
- Reflektorische Störung des Kiefergelenk, des atlantoocipitalen Gelenks oder von HWS-Rezeptoren

- Evtll. C3
- Töne werden nicht im Ohr, sondern im Hirnkortex erzeugt.
- Kann als Medikamentennebenwirkung auftreten.

Arbeitsweise:

- Siehe *Ursachen*
- Mit kleinen Fingern in Ohren Richtung Unterkiefer arbeiten.
- Am Gewebe um Processus styloideus des Os temporale arbeiten.
- An Ohren ziehen, während Klient Nase zuhält und schluckt
- Vom Mundinneren gegen Ohr tippen (Druckausgleich)
- Craniosacral: V-spread, Os frontale (abheben), Tentorium, Os Temporale, Gaumen, Ossi Parietales (abheben), Schädelbasis vorn-hinten separieren
- Traumatherapie

Tourette-Syndrom

Blitzartige Zuckungen, besonders im Gesicht, aber auch Hals und Schultern, ja der ganze Körper können betroffen sein. Oft Zwangsvorstellungen. SI kann zur Schlafverbesserung beitragen, zu weniger Druck. Das verringert die Tics und die verbale Ausdrucksfähigkeit. Zumindest kurzfristig.

Trigeminus-Lähmung

Öffnen des thoracic inlet, Mundboden, M. Pterygoideus lateralis.

Craniosacral: Temporalis, Tentorium cerebelli, Occiput, Parietales abheben, Maxilla, Gaumen, Sphenoid, Zygomaticus, Dura.

Übergewicht

Nur bei 5 % der stark Übergewichtigen kann weniger essen und mehr Bewegung längerfristig Gewicht reduzieren.

37 % der US-Amerikaner fehlinterpretieren Durst als Hunger (2003). Zu wenig Flüssigkeitsaufnahme verlangsamt den Stoffwechsel. Also z.B. nachts besser Wasser trinken als essen.

Fettabsaugen, d.h. Fettzellen werden entfernt: Wenn in einer Körpergegend Fett abgesaugt wurde (z.B. in Bauchgegend), wandert das Fett bei erneuter Gewichtszunahme einfach woanders hin (z.B. in die Gesäßgegend).

Merkmale:

- Übergewicht verspannt die Beine und überlastet sie.
- Häufig rotieren Beine auswärts als Kompensation für das Gewicht. Das Gewicht verlagert sich auf die Außenseite von Beinen und Füßen. Folge: keine Unterstützung mehr durch innere Vertikale
- Oft nach hinten verschobene Unterschenkel.
- Verhärtete Körperrückseite (von Nacken bis Füßen) durch das Gewichttragen.
- Roboterhafter Gang. Beine werden „von Armen und Schultern her" bewegt.
- Einerseits antriebsschwach, andererseits innerlich mit Energie aufgeladen.

Strukturelle gesehen ist ein Hauptziel: gleichmäßige Verteilung des Gewichts um die innere Achse.

Denn bei dieser Verteilung ist die Bewegung oft anmutig und flink. Wenn die Verteilung nicht gleichmäßig ist, ist die Bewegung gestört, das Herz wird herabgezogen, LWS-Probleme treten auf.

Das verantwortliche Gewebe für die dicke Bauchform kann <u>vor</u> oder <u>hinter</u> dem M. Rectus abd. liegen.

Test: Rückenlage. Klient hebt Kopf und oberen Brustkorb. Nun fest den Bauchmuskel ertasten. Wenn der Rect. abd. durch seine erhöhte Spannung eine parallele Form zur Liege bekommt und der Behandler durch einiges Fett durchgreifen muss, dann liegt das Fett <u>vor</u> dem Bauchmuskel. Das ist behandelbar (s. unten). Wenn der Bauchmuskel beim Test eine nach oben gewölbte Brücke bildet und der Behandler kein nenenswertes Fett über dem Muskel spürt, liegt entweder das Fett hinter dem Rectus abd. (im Omentum) oder es handelt sich um eine Ausstülpung der Därme (Gasbildung etc.). In diesen Fällen hilft nur Ernährungs- u. Bewegungsumstellung oder Behandlung des Verdauungssystems (z.B. nach F.X.Mayr).

Wenn das Fett vor dem Rectus abd. liegt, dann kann das Gewebe in Richtung einer gleichmäßigeren Gewichtsverteilung verschoben werden: In Seitenlage (oder Rückenlage) a) von der SIAS aus das

Gewebe entlang des Beckenrandes (auch unter den Rand greifend) nach hinten schieben und „bügeln"; b) dasselbe am Rippenbogen tun (vorsichtig); c) meist vorhandene Hyperlordosis der LWS behandeln

Arbeitsweise:
Erst das Entoderm beleben (z.B. durch viszerale Arbeit). Wenn dann Impulse in die Extremitäten gehen, diese Bewegungsimpulse aufgreifen und damit arbeiten (z.B. Unwinding). So kann die fehlende Brücke zwischen energetischer Ladung im Entoderm und Antriebsschwäche im Ektoderm geschaffen werden.

Tanzen als **unterstützende Therapie**, bes. Rock'n'roll, Wiener Walzer, Rumba u.a. lateinamerikanische Tänze, Foxtrott.

Urogenitalprobleme

a) allgemein

Innere Organ-Uhr: **Blase** besonders aktiv 15-17 Uhr, **Nieren** 17-19 Uhr

Blasenprobleme: können herrühren von Problemen in den Bereichen: rechte Niere, Sacrum, sacrococcygeales Gelenk, L3, Füße.

Blasenentzündung und **Harnleiterentzündung**: Blase viszeral behandeln. Blasenentzündung kann durch häufiges Harnverhalten begünstigt werden (z.B. bei Stewardess oder von Inkontinenz Betroffenen).

Blasen-OP: nach 3 Monaten viszeral behandeln.

Nierenprobleme:
- u.U. ist Kummer seelischer Hintergrund.
- Coccyx-Fehlstellung kann Rolle spielen.
- Evtl. T 10 blockiert

Durchblutungsstörungen: Tanzen

Mangelnde Libido:
- linke Niere, Coccyx.
- Willkürliche Unterbrechungen der Beckenbodenkontraktionen durch Gedanken, Gefühle etc.

- Unelastischer Beckenboden.
- Zuviel oder zu wenig Sympathikusaktivität behindert den Pendelschlag zur Parasympathikusaktivität.

Orgasmusprobleme:
Knieinnenseite, Adduktoren, Ischiocrurale Muskulatur, Becken, Os sphenoid (craniosacral)

Menschen, die eine **operative Umwandlung von Mann in Frau** gemacht haben: Behandeln, als ob sie noch einen Penis hätten, also an Penisbasis entlang, entlang dem Samenleiter und am Psoas (dort, wo er Schambein kreuzt). (L.Schultz)

Anal- bzw. Vaginalbehandlung:
- Heilungsberechtigte dürfen rektal arbeiten, weil Rectum nicht zu den Geschlechtsorganen zählt. Die Prostata zu ertasten ist aber Ärzten vorbehalten, weil diese zu Geschlechtsorganen gerechnet wird. (I.Richter)
- Erst beim nächsten Termin, damit Klient(in) für Sauberkeit sorgen kann.
- Klient(in) soll jemand mitbringen, bzw. Eltern bei Kindern.
- Manchmal tritt nach Vaginalbehandlung für einige Tage eine lachsfarbene Blutung ein. Das geht vorbei.

b) Frau

Unterleibsprobleme: Nieren (12.Rippe!). Tanzen kann hilfreich sein

Menstruationsbeschwerden:
- Uterus und Sacrum sind bandhaft verbunden. Regelbeschwerden sind deshalb von Sacrumstellung und Beckenbodenverkrampfung mitbestimmt. Weitere Faktoren: Uterus und Eierstöcke.
- Craniosacral: Os sphenoid, CV 4 Technik am Occiput
- Dysfunktion L 3
- Dickes festes „Band" im Unterbauch (zwischen Eierstöcken und Genitalien)
- Obturator internus behandeln
- Atemübung: Rückenlage, Finger seitlich auf dem Bauch. Langsam tief einatmend den Bauch herausdrücken mit den Fingern.

Dann die Luft einen Moment anhalten und schließlich ganz ausatmen. Mehrmals wiederholen. Auch als Manipulation geeignet.

Vaginalöffnung rigide: Äußere Schamlippen sind oft am Ramusknochen angeklebt. (L.Schultz)

Beim Eindringen des Penis Unterleibsschmerz oder Urinierungsdrang: Blase u.U. zu weit posterior. Oder Uterus ist nach hinten gebogen (Retroflexion) oder nach hinten geneigt (Retroversion), wobei der Penis auf die Muttermundmitte trifft oder zur (meist linken) Seite geneigt (Penis trifft auf Cervixseite).

Mangelnde Libido:

- Nach schwerer Geburt möglich (siehe auch *Schwangerschaft und Geburt* auf S.146 ff.)
- linke Niere viszeral checken
- Partner oder Ärztin platziert Zeige- und Mittelfinger intravaginal auf Schambeinsymphyse und Daumen außen auf Symphyse. Mögliche Empfindungen der Frau: Hitze, Pulsation, Stuhl-Drang oder Drang zu urinieren, sexuelle Erregung. Wichtig ist die klare Intention des Arztes/Partners, um der Frau den Erfahrungsraum zu gewährleisten.
- Tanzen (regt Produktion von Sexualhormonen an, fördert Durchblutung)

Unfruchtbarkeit der Frau:

- Blase viszeral behandeln
- Lumbodorsalverbindung checken
- Sphenoid, CV4 am Occiput und supraoccipitale Technik
- Nicht selten haben betroffene Paare kaum Verkehr

Hormonstörungen (Hypophyse): Os sphenoid craniosacral behandeln

Uterus-Myom: SI kann Schmerzen in Sacrum- und Coccyx-Gegend lösen und Bauchvöllegefühl lindern. Kann Anheften des Myoms (= gutartiges Geschwulst) an der Vorderseite des Uterus verhindern.

Veränderte Uterus-Stellungen:

- a) nach hinten oder nach vorn gebogen
  b) nach hinten oder (selten) nach vorn geneigt.
- Neigung oder Biegung nach hinten → Prolaps der kleinen Eingeweide an die Stelle des Uterus.

- Neigung nach hinten: Vor Behandlung kleine Eingeweide behandeln. Denn sie sind vorgefallen und müssen beiseite geräumt werden.
- Neigung nach hinten: Coccyx mitbehandeln
- Neigung nach hinten: Beim Sexualverkehr ist ein Vierfüßlerstand günstig, weil in dieser Position die Uterusstellung korrigiert ist.
- Neigung nach vorn: täglich die reverse Trendelenburg-Stellung einnehmen, bei der Becken und Beine niedriger liegen als der Rumpf.
- Frau soll oft Blase entleeren, denn eine volle Blase drückt den Uterus nach hinten und zerrt an umgebendem Gewebe.
- Tampons setzen manchmal Mobilität und Motilität des Uterus-Cervix herab.
- Blase viszeral behandeln

Uterus-Prolaps:
- Evtl. Ptosis der oberen Bauchorgane
- Partner oder Ärztin platziert Zeige- und Mittelfinger intravaginal auf Schambeinsymphyse und Daumen außen auf Symphyse. Mögliche Empfindungen: Hitze, Pulsation, Stuhl-Drang od. Drang zu urinieren, sexuelle Erregung.
- Täglich die reverse Trendelenburg-Stellung einnehmen

Inkontinenz:
- Siehe auch *Uterus-Prolaps* oben
- Uterus drückt auf Blase → Inkontinenz. Cervix des Uterus freimachen.
- Uterus ist zurückgefallen oder entfernt worden → Blase hat keinen Gegendruck mehr → Blasen-Sphincter funktioniert nicht mehr.
- Teile des Perineums verlieren an Elastizität und der Blasensphincter kann eine Fibrose entwickeln. → Druck aus dem Bauchraum auf die Blase öffnet den Sphincter statt ihn zu schließen. Blase viszeral behandeln.
- 2 Arten der Harninkontinenz:
  a) Fibrose der pubovesical und der pubourethral Ligamente. Die Bänder verlieren Mobilität wegen des Drucks der Eingeweide und des Uterus; die Blase ist an der Rückseite des Schambeins fixiert. Folge: Konstantes Öffnen der vorderen Lippen der Harnröhre (Urethra) durch Tonusmangel. Bänder bearbeiten (ähnlich wie bei vorderem Beckenboden).

b) Fibrose des Lig. pubouterus (oft nach Infektion zwischen Blase und Uterus (Peritonitis) oder nach Dammschnitt oder nach Saugglockengeburt). Das Lig. verliert Mobilität und die Blase ist an die Vorderseite des Uterus fixiert. Folge: Konstantes Öffnen der hinteren Lippen der Harnröhre durch Tonusmangel.

- M. Rectus abd. ist hypertonisiert und drückt die Eingeweide nach unten.
- Coccyx in Fehlstellung fixiert → Beckenboden kollabiert.
- Evtll. zieht Iliacusfaszie über den Obturator am urethral sphincter und öffnet diesen.
- Schleudertrauma kann über die viszeralen Verbindungen des Nackens nach unten Blasenprobleme hervorrufen.
- Möglicherweise Restriktion L 2/3
- Kegel-Muskeltraining für Spannungsregulation des Beckenbodens: Beckenboden (nicht Bauch- oder Gesäß-muskulatur) in verschiedenen Graden kontrahieren mit Hilfe der Vorstellung, dies „Stockwerk für Stockwerk" (Aufzug) zu tun.
- Es liegt eine ungenügende Beanspruchung des Beckenbodens vor durch mangelhaft Bauchatmung.
- Wenn ein Husten bevorsteht, den Beckenboden engagieren, um nach innen und oben zu husten, statt in den Beckenboden.
- U.U. sind Fußgewölbe zu hoch und zu rigide (Studie von 1996 zeigt, dass Inkontinenz bei weiblichen Athleten mit hohen und rigiden Fußgewölben sehr viel häufiger ist als bei solchen mit Plattfüßen).
  Mögliche Erklärungen: 1) bei Frauen mit Hohlfuß ist die Stoßabsorption von den Beinen her ins Becken geringer; 2) manche Frauen mit Inkontinenz haben einen zu <u>festen</u> Beckenboden, der die Schließmuskeln (Urinal sphincter) schwächt und so öffnet.

Eierstock-OP oder **Uterus-OP**: nach 3 Monaten viszeral behandeln.

Eierstockprobleme: linke Niere. **Rechter Eierstock verstopft**: Caecum behandeln.

Eileiter-Adhäsionen oft durch Fehlgeburt, Abtreibung oder Eileiterschwangerschaft.

Urogenitale Probleme oft **nach** Teil- oder Total-**Entfernung des Uterus**. Narbengewebe bearbeiten.

Nach Fehlgeburt oder Abtreibung: täglich reverse Trendelenburg-Stellung einnehmen.

Verfrühte Menopause: Die vorherige Lebensphase wird nicht vollendet, z.B. bei Athletinnen oder bei Anorexie (Regelstopp u.a. aus emotionalen Gründen)

Spannungen in der weiblichen Brust (z.B. nach Brustverkleinerung): Fasziale Spannungslinien zur und in die Brust verfolgen und bearbeiten. Wenn Lymphstauungen vorliegen: Lymphdrainage.

Nach **Brust-Entfernung (Mastectomie)** und eventueller **Rekonstruktion** bei Krebs:

- Gespräch: Was sind die Probleme und Bedürfnisse?
  - Was bedeutet die Krankheit für die Frau? Wie begegnet sie ihr? Was fühlt sie in bezug auf die Zukunft?
  - Was fühlt sie in bezug auf verändertes Körper-Image?
  - Wie reagierten Partner, Umgebung und Familie?
  - Wie hat das Geschehen die Partnerbeziehung beeinflusst?
  - Ängste oder Depressionen identifizieren.
- Exteroception und Exproprioception sind reduziert.
- Arm der betroffenen Seite wird beim Gehen weniger bewegt
  → Hüftprobleme kontralateral
- Gewisser Empfindungsverlust in Achselhöhle, innerem Teil des Oberarms und in Brust. Haut hypersensitiv.
- Betroffene Schulter steht niedriger und ist nach innen gedreht, die Scapula geht nach lateral.
- Narbenkonstriktion → BWS-Kyphose → Narbenkontraktion...
- Gut ist tiefe Atmung mit über dem Kopf gestreckten Armen (evtll. in Rückenlage auf Pezziball liegend).

Urogenitale Behandlung von Frauen nicht unmittelbar vor der Regel (Beckenstauung macht Behandlung schwierig). Am besten direkt nach Ende der Menstruation behandeln.

Viszerale **Uterus-Behandlung** nicht bei eingesetzter Spirale.

Irreguläre Periode oder **Milchabsonderung** nach (erster) Viszeralarbeit möglich.

c) Mann

Prostata-Probleme:

- Wird in der Schulmedizin fast immer mit Antibiotika behandelt, obwohl nur 5% bakteriell verursacht sind.
- Entstehen oder werden verschärft dadurch, dass die inneren Organe auf der Prostata lasten, weil das Becken nach hinten-unten gekippt und nach vorn verschoben ist. Beim Wasserlassen soll der Klient das Becken in eine Kippung nach vorn-unten bringen und das Becken etwas nach hinten verschieben.
- Ursache sehr häufig: chronische Verspannungen von Becken- und Beckenbodenmuskeln. Diese Verspannungen kreieren schmerzhafte Triggerpunkte, reduzieren den Blutfluss und und komprimieren Nerven und Blutgefäße.
- Behandlung: Release der myofaszialen Triggerpunkte im Beckenboden, progressive Muskelentspannung nach Jacobsen.
- In Bauchlage gleichzeitig an Obturatormuskeln und den Schichten zwischen SIAS und Schambein sowie gleichzeitig an Sacrum/Coccyx und Schambein arbeiten
- Oberschenkelvorderseite (bei aufgestellten Knien) von Knie bis Hüfte bearbeiten.
- Adduktoren und Fußsohlen bearbeiten.
- Prostata-Entzündung und –Störung: Coccyx, L4
- Viel Wasser trinken beugt Prostataproblemen vor

Erektionsschwäche u. **Impotenz**:

- Coccyx. L3
- Mm. Bulbocavernosus/Ischio-cavernosus (paarig) können in Reaktionsfähigkeit gestört sein; in 4.Sitzungsposition bearbeiten
- Siehe unter *Literatur*: L.Schultz, Out in the open, S.40-41, 61-63, 67, 131-133
- Colon, linke Niere
- Durch exzessives Radfahren können Mikroverletzungen der Arterien entstehen und vernarben.
- Antidepressiva, Sedativa und Mittel gegen Bluthochdruck wirken sich nachteilig aus.
- Hormontherapie (die die Testosteronproduktion unterbindet) sowie Prostataoperation oder -bestrahlung setzen die Libido herab und verursachen oft Impotenz.

Vorzeitiger Samenerguss: Beckenboden und M. Bulbocavernosus/Ischiocavernosus (paarig) sind reaktionsgestört; in 4.Sitzungs-Position bearbeiten.

Mangelhaftes sexuelles Erleben des Mannes:
- Atem fließen lassen (bes. Ausatmung)
- Anus lockerlassen
- Becken bewegen
- kein exzessives Radfahren
- Kein Alkohol, keine Drogen
- Lernen ins Becken zu atmen
- Bei Sex external Sphincter und Muskeln an Penisbasis pressen.

Symptome beim Mann nach Sex: Übelkeit, Schwere im linken Magenteil, Schmerz im linken Testikel hochziehend ins Abdomen. Treitz-Muskel viszeral behandeln

Scheu zu urinieren: Ausatmen hilft Muskeln zu entspannen

Verstopfung

Zeichen für Verdauungsprobleme: Daumenseite ist bläulich (Ida Rolf). Meist ist der absteigende Dickdarm betroffen (viszeral behandeln). Eventuell Dysfunktion von L1 oder T 6. Ernährung: Gewürze, Vollkorngetreide.

IV. Literatur

Olaf Koob, Gesundheit-Krankheit-Heilung, Fischer Taschenbuch Verlag, Frankfurt/M. 1988

Johannes W.Rohen, Morphologie des menschlichen Organismus, Verlag Freies Geistesleben, Stuttgart 2000

Ingvo Broich, Sprache – Körpersprache – Grundfunktionen. Neue Wege in Pädagogik, Sprachheilkunde, Logopädie, Kieferorthopädie und Physiotherapie, Centaurus Verlag, Herbolzheim 2007

Peter Selg, Vom Logos menschlicher Physis. Die Entfaltung einer anthroposophischen Humanphysiologie im Werk Rudolf Steiners, Verlag am Goetheanum, 2000

Thorwald Dethlefsen und *Rüdiger Dahlke*, Krankheit als Weg. Deutung und Be-Deutung von Krankheitsbildern, Goldmann, München *2000*

Joachim Bauer, Das Gedächtnis des Körpers, München 2006

A. Pischinger, Das System der Grundregulation, Heidelberg 1990

James Oschman, Energy Medicine in Therapeutics and Human Performances, London 2003

Barbara Ann Brennan, Licht-Heilung. Der Prozess der Genesung auf allen Ebenen von Körper, Seele und Geist, Goldmann, München 1994

Erich Rauch, Diagnostik nach F.X.Mayr. Kriterien des Krankheitsvorfeldes, der Gesundheit und Krankheit, Haug Verlag, Heidelberg 1977

Helle Gotved, Kräftiger Beckenboden - erfüllte Sexualität, Haug Verlag, Heidelberg 2002

R.Louis Schultz, Out in the Open. The complete Male Pelvis, North Atlantic Books, Berkeley (CA, USA) 1999

Paolo Bavastro und *Hans Christoph Kümmell* (Hrsg.), Das Herz des Menschen, Verlag Freies Geistesleben, Stuttgart 1999

Richard N. Firshein, Reversing Asthma, Warner Books, New York 1996

Johanna Barbara Sattler, Der umgeschulte Linkshänder oder der Knoten im Gehirn, Verlag Ludwig Auger, Donauwörth 1996

J.E. Upledger und *J.D.Vredevoogd*, Lehrbuch der Kraniosakral-Therapie, Haug Verlag, Heidelberg 1991

J.E. Upledger, SomatoEmotional Release And Beyond, UI Publishing, Palm Beach Gardens (Florida, USA) 1990

Peter Schwind, Faszien- und Membrantechnik, Urban & Fischer, München 2003

J.P.Barral und *P.Mercier*, Visceral Manipulation, Eastland Press, Seattle (USA) 1983

J.P.Barral, Visceral Manipulation II, Eastland Press, Seattle (USA) 1987

J.P.Barral, The Thorax, Eastland Press, Seattle (USA) 1991

Jeffrey Maitland, Spinal Manipulation Made Simple, North Atlantic Books, Berkeley (CA, USA) 2001

Christa Lehnert-Schroth, Atmungs-Orthopädie System Schroth, Gustav Fischer Verlag, Stuttgart 1981

Pete Egoscue, Pain Free, Bantam Books, New York 2000

Schwangerschaft und Geburt

Allgemein

Gibt es medizinische Probleme bei der gegenwärtigen oder bei früheren Schwangerschaften? Bei Abortrisiko lieber kein SI.

Typische Schwangerschaftsprobleme: Niere, Irritation des Genitofemoralnervs, Wasserlassen ist schwer, Rückenschmerzen, Schmerzen an Schamlippen und Schenkelinnenseiten. U.a. Colon viszeral behandeln (Motility)

Die Veränderungen im Körper der Mutter führen manchmal auch zur Lösung von alten Fixierungen in Bauch und Becken.

Geburtsvorbereitung

Arbeitsweise und Setting:

- Während Schwangerschaft arbeitet man mit zwei Menschen. Also immer das werdende Kind miteinbeziehen.
- Während Schwangerschaft nur die ersten 3 Sitzungen machen plus kleine Schwangerschafts-Sitzungen. Sympathikus-Erregung (Kennzeichen kann sein: erigierte Brustwarzen) vermeiden. Oder:
- SI bis Anfang des 6.Monats. Ab 8.Monat will Frau meist definitiv keine Stimulierung mehr von außen, weil Energie nach innen gewandt ist.
- Zeit des 3.Monats: erhöhte Abortgefahr
- Wenn die Basisserie nach Geburt fortgesetzt werden soll, evtll. eine oder mehrere „catch up"-Sitzungen machen.
- Schwangerschaft ist Kontraindikation für viszerale Behandlung von Uterus, Eierstöcken und Blase
- Nicht zu lange und vorsichtig arbeiten, weil das Bindegewebe durch Östrogen weicher ist als normalerweise.
- Ab 5./6.Monat kann Rückenlage während Sitzung die Vena cava inferior beim Herz abdrücken. Es sei denn, die Frau schläft auch in Rückenlage.
- Rücken- oder Seitenlage (fragen, was angenehmer ist).
- Viel von unten her arbeiten.

- Siehe auch: P.Schwind, Faszien- und Membrantechnik, S.232 f
- Z-Position gut (L.Schultz)
- Frauen, die stillen, haben noch relativ weiches Gewebe.

Behandlung:

- Atemkapazität indirekt erweitern durch Arbeit an Händen/Armen und Füßen/ Beinen.
- Anterior gekipptes Becken normalisieren (Gewicht fällt dann mehr ins Becken statt davor)
- Sacrum nach hinten bringen, wenn es durch Gewicht nach vorn gezogen ist (erleichtert Geburt). Aber: Zu starkes Lösen des Sacrum kann Bandscheibe ins Rutschen bringen. In der Art der 6.Sitzung die beiden Iliosacralgelenke ausbalancieren.
- Das Becken beweglicher machen erleichtert die Geburt.
- Entspannung des Mundbodens entspannt den Muttermund.
- Arbeit an Adduktoren erleichtert Geburt
- Lumbalgegend, Nacken und oberen Rücken lockern und verlängern.
- Ischiocrurale Muskeln verlängern.
- Arbeit an Extremitäten für mehr Volumen und Flexibilität im Rumpf
- Arbeit an Füßen und Beinen für besseren Support.
- Gewicht von Fersen mehr in Fußmitte verlagern statt – wie es Schwangere oft tun – sich mit Oberkörper nach hinten zu lehnen und Becken/Bauch vorzuschieben. Gewicht des Kindes hereinnehmen statt vor sich her zu tragen; gemeinsamen Schwerpunkt bilden.

Geburt und danach

Zu früh eingeleitete Geburt: erhöhtes Risiko für Nabelschnur um Hals des Kindes. Außerdem u.U.:→ Depressionen, Libido- und Energieverlust. Niere viszeral behandeln.

Dammschnitt → Lig. transversum perinei (triangle Lig.) und M. Ischiocavernosus sind kompensierend übertonisiert. (Geschnitten wird „bei 5 und 7 Uhr")

Dammschnitt oder –riß: Oft unsachgemäßes Zusammennähen und fehlende Narbenbehandlung und fehlendes Beckenbodentraining. Führt häufig zu Libido- und Empfindungsfähigkeitsverlust, was nicht selten Partnerprobleme nach sich zieht.

Schwere Blutungen nach Geburt: reverse Trendelenburg-Stellung einnehmen.

Depression nach Entbindung: Niere viszeral behandeln, Störungen des lumbosakralen Übergangs und Kompression der Schädelbasis behandeln.

Rückbildung des Uterus wird erleichtert durch:
- Wehen nicht unterdrücken
- Kind direkt nach Geburt in Hautkontakt behalten
- Kind stillen
- Beckenbodentraining (s. unten)

Beckenbodensenkung:
- Coccyx anterior (durch Tonusverlust im Beckenboden)
- Kegel-Muskeltraining für Beckenboden. Dabei Beckenboden (nicht Bauch- oder Gesäßmuskulatur) gradweise kontrahieren mit Hilfe der Vorstellung, dies „Stockwerk für Stockwerk'' (Aufzug) zu tun.
- Siehe auch *Uterus-Prolaps* und *Inkontinenz* (S.139 f.)

Sport etc. 6 Monate lang **nach Geburt** meiden, weil sonst die von Hormonen bewirkte Weitung der Hüftbänder bestehen bleibt.

Beim **Tragen des Kindes** auf der Seite: einseitige Gewichtsverlagerung <u>von Füßen her</u> ausgleichen.

Literatur

Helle Gotved, Kräftiger Beckenboden - erfüllte Sexualität, Haug Verlag, Heidelberg 2002

Strukturelle Integration mit Kindern und Jugendlichen

Inhalt

I. Anamnese, Vorgespräch und Erstkontakt

Wenn Eltern ihr Kind verändern wollen: Gefühle und Schwierigkeiten, die Eltern evtll. mit sich selber haben, herausarbeiten. Z.B. welche inneren Bedürfnisse der Eltern stehen hinter dem Wunsch?

Familiendiagnose

Resourcen der Eltern herausfinden.

Eltern entlasten und Umstimmung ihrer Gefühlslage. Keine unterschwelligen Schuld- oder Versagenszuweisungen.

Keine vorschnelle, einseitige Identifikation mit dem Kind gegen die Eltern, besonders wenn letztere abwesend sind.

Wenn Eltern und Kind da sind, sich auch dem Kind zuwenden. Gesprächsunterbrechungen durch das Kind tolerieren.

Körpersprache und –signale bei Eltern und Kindern / Jugendlichen beachten (siehe *unter Seelische Gesichtspunkte* auf S.154 f.).

Kind/Jugendlichen befragen zu: Zimmereinrichtung, Beziehung zu Eltern, Freunden, Geschwistern, Lehrern.

Kind/Jugendliche vor und nach SI eigenen **Körper malen lassen**.

Mehr auf **Bewegung** als auf Statik schauen.

Siehe auch Kapitel *Vorgespräch, Nachgespräch, Fotos* auf S.9 ff.

Fotos können nützlich sein bei der Vorbereitung auf die Sitzungen. **Videoaufnahmen** sind eine gute Ergänzung zu Fotos, weil sie Hinweise geben, die ein statisches Foto nicht geben kann.
Aber bedenken, dass...

- Fotos die ganze Problematik des Verhältnisses von Struktur und Haltung widerspiegeln
- besonders die von Kindern eingenommene Haltung vor dem Fotoapparat extrem von der Situation und von vermeintlichen (oder tatsächlichen) Erwartungen der Erwachsenen vorbestimmt ist.

II. Verschiedenes zur Behandlung

Allgemeine Hinweise

Die **innere Einstellung** sollte liebevoll-fragend sein, nicht bewertend.

Ein **Gespür für das Wesenhafte des Kindes** entwickeln durch Beobachtungen wie: Wie geht das Kind, wie setzt es sich, wie steht es auf usw. Die Eindrücke mit in die Nacht nehmen, sie noch einmal gestaltwahrnehmend vergegenwärtigen.

Was will das Kind bei mir? **Schicksalsfrage**.

Dem **Receipe** der 10 Grundsitzungen folgend arbeiten. (Toporek). Demgegenüber: Gewöhnlich ist vor der Geschlechtsreife eine komplette 10er Serie nicht nötig. Die rechte Zeit ist erst danach. (T.Myers) Siehe auch: R.Steiner, GA 307 und 310.

Bei Kindern geht es naturgemäß mehr um die aktuelle **Entwicklung** als um die persönliche Geschichte.

Die **Besonderheiten** jeder **Wachstumsphase** und der **Entwicklungsstufe** berücksichtigen.

Behandlung auf eine dem Kind angemessene Weise:
- kürzere Sitzungen wegen begrenzter Aufmerksamkeits- und Aufnahmefähigkeit (bis 7 Jahre etwa 20 Min.)
- größere Zeit-Abstände (z.B. 3 Sitzungen, 2 Monate Pause, 2 Sitzungen, usw.)
- Wenn Kind nervös ist, erst einmal in Bauch- oder Seitenlage beginnen.
- Spielerischer Umgang und dem Kind Zeit lassen.
- Keine schnellen, hektischen Bewegungen
- Nicht zu nah am Gesicht (zu große Nähe) und keine frontale Zuwendung des eigenen Gesichts.
- Genügend Bewegungsspielraum lassen.
- Wenn Babys unwillig sind, sie zwischendurch an die Mutter zurückgeben.

Wenn Kind nicht behandelt werden, sondern toben oder spielen will, Abkommen treffen: erst spielen wir, dann behandeln wir.

Kinder sagen oft „Stop", um Wirkung spielerisch zu erproben. Respektieren, aber gegebenenfalls berücksichtigen. Dasselbe gilt für **Provokationen**.

Wenn Berührung schwierig ist:
- Kind soll Handgelenk des Behandlers halten
- Kind soll Finger hinlegen und Behandlerin behandelt durch die Finger des Kindes hindurch.
- Schüchternen, ängstlichen Kindern sollte die Behandlerin sagen, wo sie jetzt hingeht und was sie macht.

Bei **kleinen Kindern** gleich dahin gehen, wo die ursächliche strukturelle Problematik liegt, denn sie haben wenig Panzerung und wenig entwickelte Kompensationen.

Viel **aktive Bewegungen während der manuellen Arbeit** einbeziehen

Craniosacrale Arbeit für Kinder unter 10 Jahren besonders gut, weil ihr Organismus noch sehr flüssig ist. (T.Myers)

Beachten:
- **Bis 5 Jahren Vorsicht an Füßen**, es gibt noch viel Fett und Knorpel statt harter Knochen.
- **Nie** Finger in **Kindernase**.

Unwinding des gesamten Organismus: Eine Hand unter das Sacrum, die andere unter den Kopf legen. Das primäre Muster spüren und diesem folgen; auf qualitativen Shift warten und ihm folgen.

Kleine Kinder haben oft verspannten **Hals**, weil der Kopf im Verhältnis zum übrigen Körper sehr groß, also schwer ist.

Bei Kindern unter 10 Jahren sind die **axialen Übergänge** wichtig (a/o, C1-C2, HWS-BWS, Midthoracic Verbindung, Lumbodorsalverbindung, Iliosakrale Gelenke, Steißbein). (T.Myers)

Statt „willst du malen?" oder „willst du damit spielen?" **Gegenstände** ausbreiten.

Seelische Gesichtspunkte

Gewebereaktion sagt mehr als Worte, **ob das Kind/der Jugendliche die Behandlung (aktuell oder grundsätzlich) will** oder nicht. Wenn das Gewebe nein „sagt", respektieren und notfalls Eltern entsprechend informieren.

Auf gleicher Augenhöhe mit dem Kind **kommunizieren**

Wenn das Kind den Kopf wegdreht, geht es evtl. aus dem Kontakt heraus. **Wenn es Bilder, Pflanzen ansieht oder aus dem Fenster schaut**, geht es evtl. aus der Beziehung zu sich selbst heraus.

Gefühlsäußerung von Kindern: Auch bei positiven Gefühlen nicht nach Grund fragen. Das kann nämlich eine subtile Form sein, Gefühle nicht zuzulassen oder zu bewerten.

Klar und bestimmt sein, dabei das **Kind ansehen**.

Dem Kind **nicht den Eindruck vermitteln, man repariere an ihm herum**.

Intonation, Tempo und Klang einer Aussage müssen mit dem **Inhalt** übereinstimmen Z.B. lächelnd nein sagen ist inkongruentes Verhalten.

Kein erstarrtes Dauerlächeln.

Gesichtsausdruck des Kindes mit eigener Mimik spiegeln.

Emotionale Reaktionen zeigen. Nur so lernt das Kind, dass Reaktionen anderer auch an Gefühle gebunden sind.

Wenn Kind **nach einem Verbot** Arme ausstreckt oder ähnliche Geste macht, positiv darauf eingehen. Es will sich der grundsätzlichen Liebe/Zuneigung versichern.

Wenn das Kind (bes. im Alter von 3-7 Jahren) **schwer auf der Liege zu halten ist**, kann das daran liegen, dass es sich selber und seinem Problem ausweicht und/oder dass es sich schlecht konzentrieren kann oder dass es hyperaktiv ist.
Hilfreich:

- Elternteil legt sich mit dem Kind an der Seite auf die Liege und liest/erzählt ihm eine Geschichte vor.

- Das Kind jeden Tag fragen, was ihm helfen könnte, damit es sich für einige Zeit auf die Liege legt. Wenn es die Antwort nicht weiß, soll es seinen inneren Arzt um Rat fragen. Am vierten Tag meinte ein Kind z.B., der innere Arzt hätte ihm gesagt, dass es sich vor der Behandlung 15 Min. lang unter einer dicken, dunklen Decke einrollen müsse - danach könne es auf die Liege.

Wenn das **Kind** während der Behandlung **hysterisch** schreit und um sich tritt:
„Robin, ich werde dir nichts tun. Ich lass meine Hände auf deinen Beinen, aber ich werde dir nicht weh tun. Du darfst weinen und treten und in Mutters Armen bleiben. Ich muss...aber ich werde dir nichts tun. Du darfst Angst haben, du darfst ärgerlich sein. Ich werde dir nicht weh tun..." (Zitat aus einer Behandlung)

Wenn das Kind keine Kopfbehandlung duldet, so liegt das oft daran, dass es spürt, wo das Problem liegt. Akzeptieren.

Seelische Ursachen körperlicher Schmerzen: J. Bauer, Das Gedächtnis des Körpers, S.141 f, 147-150

Kindern und Pubertierenden, die gern das Gegenteil von dem tun, worum man sie bittet, den Rückfall in alte Verhaltensweisen „befehlen". (M.Erickson)

Ältere Kinder und Jugendliche, die die Behandlung mochten, sollen später **selber** wieder **anrufen** für weitere Termine.

Verkrampfte, angespannte Kinder: SI generell sowie craniosacrale (CS) Arbeit und Somatic Experiencing (SE) sind hilfreich.

Entspannungsübungen: siehe *Literatur*

Körpersprache von Kindern

Vorbemerkung: Gesten und Mimik sind immer auch etwas sehr Individuelles. Insofern sind die folgenden Zuordnungen zu seelischen Aussagen zwar vielfach zutreffend, können aber nicht einfach schematisch übernommen werden, sondern sollten als Möglichkeit angesehen werden.

Bis 10-12 Jahren unmittelbar und eindeutiger (=weniger widersprüchlich), da weniger Kompensationen und Hemmungen.

Mögliche **körpersprachliche Signale**:

- Matte Augen: Langeweile oder Ermüdung
- Augenbewegung ohne Kopfbewegung: Angst
- Augenblinzeln: Stress
- Starke Kopfbewegung: „Ich möchte nicht in dieser Position bleiben"
- Schnelle Kopfbewegung nach rechts und links: „Hilfe!"
- Griff an die Genitalien: Ratlosigkeit oder innere Spannung oder vor schwieriger Entscheidung stehend
- Kind „modelliert" das Gesicht des Erwachsenen: Kind will Einfluss ausprobieren.
- Kind saugt Finger ein: „Hilf mir!"
- Schlaff herabhängende Hand (bis zu 3 Jahren, gelegentlich auch später): Ruhebedürfnis oder Kummer oder Unzufriedenheit
- Lasch entgegengehaltene Hand: Spiel beendet, es ist genug.
- Schultern hochgezogen: Angst vor Konfrontation, passive Verteidigung
- Eine Schulter hochgezogen und Kopf seitlich geneigt: Kind will Kontakt und/oder Schüchternheit
- Hände verstecken: Passivität
- Kopf zur Seite gewandt, Schultern weggedreht: Flucht oder Resignation
- Schultern hängen und Brust ist eingefallen: Flucht vor zuviel Erwartungen und Anpassungsdruck

(S. Molcho, siehe *Literatur*)

Bewegungsarbeit

Tracking mit Kindern ist gut und kann manuelle Arbeit manchmal sogar ersetzen.
Hände des Kindes können dabei auf Schultern des Behandlers liegen.
Eltern können Tracking mit Kind zu Hause machen.

Da die intrinsische Muskulatur bei Kindern von ca. 7-14 Jahren noch nicht voll entwickelt ist, sollte man **Kindern noch keine feineren Bewegungen abverlangen**. Siehe S.166

Erlerntes wird wieder leicht vergessen. Deshalb **häufiges Wiederholen nötig**.

Unterschiedliche Situationen – auch Spielsituationen, jeweils entsprechend dem Alter – üben.

Imitations- und Modelllernen spielt bei Kindern eine große Rolle. Der Behandler und die Eltern können Vorbild sein. Eltern sollten idealerweise selbst SI-Behandlung und/oder Bewegungsarbeit machen. Siehe auch R.Steiner: GA 310, S.47 f, 66-68, 87-92 und GA 307, S.109, 124-132.

Übungen zur Schulung des Gleichgewichtssinns (spielerisch und jeweils kurz):

- Einbeinstand
- diagonaler Vierfüßlerstand (ein Arm und das kontralaterale Bein werden angehoben) und 30 Sek. gestreckt gehalten. Seitenwechsel.
- Im Sitzen und Stehen auf labiler Unterlage (Wippe/Schaukelbrett, Kreisel) balancieren.
- Auf allen vieren Papprolle auf Rücken tragen
- Bohnen- oder Reissäckchen auf dem Kopf balancieren. Das fördert auch die Aufrichtung.

Dehnübungen für Iliopsoas und Leisten (vorher aufwärmen, Atem nicht anhalten, 30 Sek. dehnen):

Mit dem Becken am unteren Tischrand aufliegen. Ein Bein hängt über den Tischrand herunter, das andere wird angewinkelt zum Brustkorb angezogen. Oder vor Stuhl stehen, ein Bein weit zurückgestellt (Ferse darf angehoben werden), das andere Bein wird auf dem Stuhl aufgestellt. Kind bewegt sich mit den Hüften und dem Knie nach vorn. Hohlkreuz vermeiden.

Die tiefen Bauchmuskeln (Transversus abdominis und Obliqui interni) sind wichtige Rumpfstabilisatoren. **Übung zur Aktivierung** dieser Muskeln:

Von innen her den Bauchnabel maximal einziehen, 30 Sek. halten und wieder loslassen. Dann mit halber Kraft. Brustkorb bei der Übung nicht heben. Wenn das Kind mit halbem Kraftaufwand die hohle Bauchform halten kann, soll es während des Haltens normal atmen. Zunächst im Vierfüßlerstand üben, dann mit dem Rücken an die Wand lehnend, dann frei stehend; schließlich in Rückenlage, während jeweils ein Bein Richtung Brustkorb gezogen und wieder gestreckt wird.

Wenn Kind bestimmte Bewegungen nicht machen kann: Mit taktilem Reiz (mittels Fingern, Bürste, Spielzeug etc.) die entsprechenden Muskeln leicht stimulieren.

Sport

Extreme einseitige Belastungen vor dem 21.Lebensjahr führen zu Struktur- und funktionellen (Gelenk-) Problemen. Beispiele: Turnbuckel in Höhe von T6 (besonders nach Barrenturnen), Kyphose um T8 (Boxen), Skoliose (Rudern), Überbeweglichkeiten der Wirbelsäule (Tennis).

Bestimmte Sportarten sind für bestimmte Körpertypen geeignet bzw. weniger geeignet:

- Kompakter und fester Knochenbau: die wiederholten komprimierenden Bewegungen des Langstreckenlaufs sind weniger geeignet.
- Langstreckenlauf ist gut geeignet für Personen mit langen Knochen, wenig Fett und gutem Stoffwechsel.
- Zerbrechlicher Knochenbau: Kontakt-Sportarten schaden möglicherweise.

Für Kinder mit Bewegungsarmut und zurückgehaltenen Gefühlen sind Sportarten mit expressiver Bewegung (Tanz, Karate, Ballspiele) gut.

Sportarten, die **wenig Muskelverkürzungen** hervorrufen, sind Schwimmen, Turnen und Kampfsport

Extremer Radsport: Mikroverletzungen der Arterien für die Blutversorgung des Penis werden beschädigt und vernarben. Das kann zu Erektionsproblemen führen.

Wenn einseitige Sportart betrieben wird (z.B. Tennis), sollte sich das Kind/die Jugendliche außerhalb dieses Sports viel bewegen in Sportarten, bei denen beide Körperseiten benutzt werden.

Ballett führt auf lange Sicht zu Gelenkproblemen, außenrotierten Beinen und Hohlkreuz sowie überstrecktem Nacken.

III. Altersstufen

Kinder (0-7 Jahre)

Säuglingen, die durch **Kaiserschnitt** geboren wurden, fehlt eine wesentliche erste Erfahrung der Schwerkraft. Biochemische Prozesse werden nicht genügend stimuliert, was eine entsprechende Reflexausbildung behindert. Außerdem fehlt die Erfahrung der Begrenzung durch die Körperwand des Geburtskanals. Das führt später oft zu Krabbelproblemen und mangelnder Fähigkeit sich durchzukämpfen. Arbeitsweise: Behandlerin gibt Füßen Widerstand, während sie gleichzeitig oberen Rücken hält.

Eine **Saugglockengeburt** hat häufig zur Folge, dass das betroffene Kind unter chronischen Kopfschmerzen leidet.

Rücken bei Babys/Kleinkindern oft in Spannung (durch das Herausgezogenwerden bei der Geburt). Leichte Babymassage hilft.

Zu früh geborene Kinder leiden oft längerfristig unter Symptomen wie Bauchschmerzen, Migräne oder Asthma.

Durch den Geburtskanal (Sacrum, Schambein) werden die **Schädelknochen** bei der Geburt verformt. Extrem bei Zangengeburt und Saugglocke. In der Regel kehren die Knochen nach der Geburt wieder in ihre Normalform und -position zurück. Manchmal jedoch nicht.
Typische Verformungen:

- Os frontalis: nach hinten-unten
- Ossi parietales: nach oben-hinten (manchmal in der Mitte überlappend, meist rechter über linkem)
- Mandibula: nach hinten-oben
- Os Temporale: nach hinten-unten
- Occiput: nach vorn-oben
- Abnormitäten im Sinne noch nicht ganz ausgebildeter Strukturen (z.B. Gaumenspalte) können durch SI verringert werden im Sinne einer Komplettierung von Entwicklung (I.Rolf).

Charakterisierung der Altersstufe:

- Periode des körperlichen Aufbaus. Die Lebenskräfte arbeiten am physischen Leib, besonders am Nerven- und Sinnessystem.

- Das Kind lebt ganz in der Wahrnehmung der Welt, die Einflüsse kommen von außen.
- Das Kind braucht in den ersten 7 Jahren ein Nest (Liebe, Schutz, geregelte Ernährungs- und Schlafenszeiten). Hautkontakt, Stillen und Säugling nicht allein schlafen lassen sind für die seelisch-körperliche Entwicklung des Kindes bis zur Pubertät wesentlich. (siehe *Literatur*: Montagu, Körperkontakt)
- Die ersten Lebensjahre sind entscheidend für den Umgang mit Stress und Schmerz sowie für das Immunsystem späterer Lebensalter. Siehe J.Bauer: Das Gedächtnis des Körpers, S. 177, 152-154. Siehe auch R.Steiner, GA 307 und 310.
- Das erste Jahrsiebt ist entscheidend für die spätere körperliche Gesundheit als Erwachsener.
- Das Kind lernt durch Nachahmung. Auch die drei grundlegenden Kräfte im Menschen – Aufrechtgehen, Sprechen und Denken – entfalten sich durch Nachahmung. Deshalb sind die Körperhaltung und die moralische Haltung der Erwachsenen um das Kind herum grundlegend für Haltung und moralisches Verhalten im späteren Leben. Siehe auch R.Steiner, GA 307 und 310.

Bei Zweifeln, ob Entwicklung normal verläuft, **eher Kinderarzt statt Orthopäden** befragen.

Bewegungs-Entwicklung verläuft nicht ausschließlich in Stufenabfolgen, sondern z.T. parallel und mit individuellen Unterschieden. (Untersuchungen von Esther Thelen)

Die **Ursache für die meisten Krankheiten** im Kindesalter liegt in der Gegend zwischen BWS-Mitte und HWS. (Ida Rolf)

a) Säuglinge, Kleinkinder (0-3 Jahre)

Embryo und Kind entwickeln sich vom Kopf her abwärts.

Mit ca. 2 1/2 Jahren (3.Lebensjahr), wenn das Nerven-Sinnes-System im wesentlichen ausgebildet ist, beginnt das Kind erstmals von sich selbst als „Ich" zu sprechen (erste Ich-Geburt). Anfänge des individuellen Selbstbewusstseins. Ich und die Welt sind nicht mehr eins. Von dem Moment des ersten Ich-Erlebnisses an ist der Mensch erinnerungsfähig. Trotzphase (sich behaupten).

Bei Frühgeburten verzögert sich jeder Entwicklungsschritt um jeweils 1-2 Monate.

Normale strukturelle Entwicklung:

Struktur	Alter
mediale Torsion des Femur und laterale Torsion der Tibia	bei Neugeborenen
o-Beine (leicht) Knochenwachstum mehr medial	bis 2,5 Jahre Rachitis (Vitamin D-Mangel) oder Widerstand gegen Entwicklung können verzögernd wirken
Struktur	**Alter**
überwiegend C-Kurve der WS	Säugling
LWS-Hyperlordose (Hohlkreuz) und Beckenkippung nach vorn-unten	ab dem Laufen bis ca. 8 Jahre

Normale funktionale Entwicklung:

Fähigkeit	Alter
mit Augen und Kopf Licht folgen	sofort nach Geburt (wenn auch nur kurz)
Hände in Richtung eines glänzenden Gegenstandes ausstrecken	mit wenigen Tagen
Wahrnehmung von Formen und Gegenständen	mit wenigen Tagen
Bewegungen einseitig, weil Hirnhemisphären noch nicht vollständig verbunden sind	die ersten 4 Monate
auf die Seite drehen	mit 18 Wochen
auf den Bauch drehen	25 Wochen
Landau-Reflex (Hebung des Kopfes, Streckung der Wirbelsäule und der Beine in schwebender Bauchlage)	mit 6 Monaten
zurück auf den Rücken drehen	30 Wochen
Stützen auf Unterarme in Bauchlage und Kopf anheben	mit 4-5 Monaten

Fähigkeit	Alter
Stützen auf Hände in Bauchlage und Drehen des Kopfes	mit 5-7 Monaten
Aufstützen auf nur einem Arm in Bauchlage	mit 7 Monaten
auf Bauch robben	40 Wochen
krabbeln auf Knien und Händen	46 Wochen
sitzen	11 Monate
Sätze aus zwei Worten	mit 2 Jahren
Aufstehen	1 Jahr
Laufen	1,5-2 Jahre

Während der ersten Wochen ist eine seitlich gekrümmte **Lage** und ein zur Seite gedrehter Kopf normal. Die Lage wird erst später symmetrisch. (Pikler)

Beim **Kleinkind** entwickelt sich durch das Kriechen die Rückenmuskulatur schneller als die Vorderseitenmuskulatur. Wenn es beginnt zu laufen, benutzt es deshalb den Psoas „zu sehr". Dadurch entstehen das für diese Altersstufe typische Hohlkreuz und die Beckenkippung nach vorn-unten. (L.Schultz)

Hinweise für Eltern:

- **Säuglinge** liegend tragen, beim Aufrichten von Hals und Kopf (fürs Aufstoßen z.B.) Kopf und Rumpf gut stützen. Beim Heben aus dem Bett: liegend heben, wobei Gesäß, Schultern und Kopf unterstützt werden (Pikler).
- Wenn man **weinende/schreiende Kinder** auf den Arm genommen hat, sie nicht schon ablegen, wenn sie aufhören, sondern Entspannung/tiefen Atemzug abwarten.
- **Bauchlagen-Schlafposition mit überkreuzten Füßen** kann zu Sichelfuß oder sogar zu plötzlichem Kindstod führen.
- Die **Bauchlage**, die traditionell oft für **Säuglinge** empfohlen wird, nützt weder physiologisch noch als Prophylaxe, sie ist eher **nachteilig** für die Bewegungsentwicklung und verkrampft die Nackenmuskeln. (Pikler)
- **Körperkontakt** wichtig, sonst wird später nichtsexuelle Berührung als unangenehm oder beschämend empfunden (weil sie automatisch unbewusst/bewusst mit Sex assoziiert wird).

- **Männliche Säuglinge und Kleinkinder:**
  - ➢ Penis beim Reinigen sanft berühren, sonst Verhärtung und Einziehen der Gegend um den Penis.
  - ➢ Vorhaut sollte solange nicht zurückgezogen werden, bis sie von selbst locker genug ist, sonst Einriss und Narbenbildung.

Falsch und richtig verstandene Förderung der Bewegungsentwicklung:

- Natürlichen individuellen Rhythmus der Bewegungsentwicklung respektieren und **Bewegungsfortschritte nicht forcieren**, das Kind nicht locken, **nicht „helfen"**. Sonst wird die Muskelentwicklung (Bauch- und Rückenmuskeln) behindert, notwendige Nervenschaltungen können nicht entstehen und der Entfaltung des Hirnstamms (wesentlich für Proprioception und für Auseinandersetzung mit der Schwerkraft) wird kein genügender Raum gegeben. Folge: Bewegung wird (auch später) mehr vom Großhirn und vom Zwischenhirn gesteuert. Dadurch wird Bewegung jedoch ineffizient und Großhirn sowie Zwischenhirn sind weniger frei für ihre eigentlichen Aufgaben.
  Problem: Wenn Kinder von Erwachsenen erst einmal in einen jeweils fortgeschrittenen Zustand der Bewegungsentwicklung gebracht worden sind, wollen sie nicht wieder zurück.
- Statt Entwicklung zu forcieren: freie Auswahl an **Spielmaterial**, genügend **Platz für Bewegung**, **Zuwendung**, nicht zu enge **Bekleidung**, eine nicht nachgebende **Unterlage** beim Liegen.
- Wenn **Säugling** bei Bewegungen nicht allein aus unerwarteten Situationen herauskommt oder **sich nicht mehr selber helfen kann**, zu weinen anfängt, dann das Kind in die Ausgangsposition zurücklegen bzw. befreien.
- Kind, das sich noch nicht selbständig aufsetzen kann, nicht aufsetzen. **Zu frühes Sitzen**——▶ Kyphose in LWS und Lordose in BWS
- **Solange Kind noch nicht selbständig sitzen kann**, keine Tragevorrichtung, die dem Rücken keinen festen Halt gibt.
- **Stehen und Laufen**:
  - Kindern nicht aufhelfen
  - Kinder nicht auf die Füße stellen
  - Kinder nicht am laufen lassen, wenn sie dazu noch an der Hand gehalten werden müssen

- Kinder sich nicht mit den Beinen von Oberschenkeln abstoßen lassen (das Abstoßen ist in diesem Stadium noch kein sich Aufstellen, sondern ein Streck-Reflex).
  Folgen: Neurophysiologische Irritationen, spätere WS-Schäden, Plattfüße usw., weil Knochen, Muskeln und Nervenmuster vom Kind noch gar nicht so weit entwickelt sind.

Verschiedenes zur Behandlung:

- Babys und kleine Kinder **nur behandeln, wenn wirklich nötig**
- **Babys** sind gut zu behandeln, während sie schlafen.
- **Bindegewebe von Babys** besteht zu 80% aus elastischen Fasern, es gibt noch wenig kollagene Fasern. Das Bindegewebe ist in diesem Alter mehr für Bewegung als für Stabilität geeignet. Bindegewebsqualität eines Erwachsenen wird vollständig erst im Alter von 12-14 Jahren erreicht.
- Bei **Babys** gibt es **Knorpelgegenden**, die noch nicht verknöchert und daher sehr plastisch sind (z.B. hintere Fußhälfte, Teile des Beckens).
- Bei **Säuglingen** wegen der **Epiphysenfugenempfindlichkeit** zu starke Dehnungen und Streckungen vermeiden.
- **Sacrum** bei **Babys** checken.
- Keine **viszerale Mobilisierung** bei Kleinkindern unter 7 Monaten, denn die Organe sind leicht zu beschädigen. Auch danach nur behutsam arbeiten.

Craniosacrale Arbeit:

- **mit Neugeborenen**: J.E. Upledger, Lehrbuch der Kraniosakral-Therapie, S.294-298 (siehe *Literatur*)
- Bei **Neugeborenen und Säuglingen** ist der craniosacrale Rhythmus noch nicht so einfach zu spüren.
- Bei **Baby** den **Schädel** nur nach seinem Muster zur Bewegungskomplettierung verhelfen. Kein Druck. Keine komprimierende Technik anwenden. Sonst kann überstehende Knochennaht komprimiert werden.
- **Motorische Ausfallerscheinungen bei Babys**: Unter Umständen stehen die Occiput-Kondylen zu eng beieinander und klemmen diverse Nerven ein. Da die Kondylen noch sehr plastisch sind, sind sie leicht auseinander zu ziehen.
- **Wenn obere oder untere Körperhälfte einer Körperseite beim Baby auffallend wenig Bewegung im Vergleich zur**

anderen Körperseite aufweist (z.B. Oberkörper ist hypomobil): Von beiden Seiten her lateral der BWS das Baby in die Fingerkuppen einsinken lassen. Dann dort ein wenig anterior-posterior Bewegung geben. Bilateral Schultern, Ellbogen und Handgelenke unwinden. Unbewegliche Stellen der Thoraxfront in Bewegung bringen und den Thorax anschließend unwinden. Dann für die LWS-Gegend dasselbe tun wie für die BEW-Gegend.

b) Kinder (3-7 Jahre)

Mit **ca. 4 2/3 Jahren (5.Lebensjahr)** Impuls, Fragen zu stellen **(„Warum?")**. Damit versucht das Kind, sein Bewusstsein ins Leben und in die Welt auszudehnen.

Bei Frühgeburten verzögert sich jeder Entwicklungsschritt um jeweils 1-2 Monate.

Normale strukturelle Entwicklung:

Struktur	Alter
Os Naviculare am Fuß verknöchert und Fettbett des Fußes verschwindet	mit 4-5 Jahren
Oberes Sprunggelenk verknöchert → Calcaneus lateral	manchmal erst mit 10-12 Jahren
Struktur	**Alter**
Becken nach vorn-unten gekippt und Hohlkreuz im Stehen	bis 8 Jahre
(leichte) x-Beine Knochenwachstum mehr lateral	2,5 - 8 Jahre
leichte Knieüberstreckung	6-10 Jahre
normale WS-Krümmung	mit 6-10 J.
Occiput besteht aus 4 Teilen (dazwischen Knorpel)	bis 8 Jahre

Tests, ob **x-Bein und Senkfuß (inkl. lateralem Calcaneus) normal oder strukturelle Abweichungen** sind**:**

- Wenn Kind auf Zehenspitzen geht, sollte Fußgewölbe erscheinen und Calcaneus nicht mehr lateral sein.
- Beim Anheben des großen Zehs im Stehen sollte Gewölbe erscheinen.

Mit 5 Jahren zeigen sich oft: Bindegewebsschwäche, Knick-Senk-Spreiz-Fuß, Sitzbuckel

Normale funktionale Entwicklung:

Fähigkeit	Alter
stehen auf einem Bein	mit 4 Jahren
sicher auf Füßen (Ischiasnerv voll ausgebildet)	mit 5-7 Jahren
rennen	mit 5 Jahren

Bei **kleinen Kindern** sind zunächst die **intrinsischen Muskeln** mehr entwickelt als die **extrinsischen**, d.h. die Kinder sind innen fest, außen weich, weil sie ihre Struktur noch nicht im Griff haben. Danach allerdings benutzen sie bis zur Reife die extrinsischen Muskeln, die intrinsischen noch nicht.

Kinder benutzen zur **Plantarflexion** des Fußes mehr die äußeren Flexoren statt die Extension der Antagonisten und die inneren Flexoren. Grund: Die kleinen inneren Fußmuskeln sind noch nicht so stark wie beim Erwachsenen.

Entwicklungsbedingt kann zwischen 4 und 6/7 Jahren **Stottern** auftreten. Das ist normal.

5 Jahre alte deutsche **Kindergartenkinder sitzen** täglich schon zwischen 5 und 6 Stunden. (Kempf/Fischer, 1991)

Typische Sitzhaltung von Kindern: auf Knien sitzen, Füße/Unterschenkel nach außen gedreht und lateral vom Oberschenkel. Führt eventuell zu struktureller Inversion des Femur und zu Sichelfuß.

Eine zu starke Betätigung der Gedächtniskräfte und abstraktes intellektuelles Lernen ist eine zu frühe Inanspruchnahme der Tätigkeit der Lebenskräfte, die in diesem Alter noch ganz auf die leibliche Entwicklung ausgerichtet ist. Folgen u.a.: zu **schmal aufschießendem Wachstum** und Beeinträchtigung der Gesundheit später im Alter, wenn die Lebenskräfte natürlicherweise schwächer werden.

Zahnwechsel: Calcium phosphoricum C30

Kinder (7-14 Jahre)

Charakterisierung der Altersstufe:

- Ein Teil der Lebenskräfte strömt in Phantasie, Gedächtnis und Lernfähigkeit. Ein reger Austausch von innen nach außen und von außen nach innen findet statt.
- Das Kind lernt durch Verehrung/Liebe zu bestimmten Menschen, die es als echte Autorität erlebt. Das rechte Verhältnis zwischen Autorität (Grenzen) und Liebe ist wichtig, damit das Kind nicht zu extrovertiert und nicht zu introvertiert wird.
- Gewohnheiten und Normverinnerlichung bilden sich besonders in diesem Jahrsiebt. Geregelte Rhythmen im Jahres- und im Tagesablauf sind sehr wichtig, damit es später nicht zu Schlafstörungen, Verdauungsproblemen, Herzrhythmusstörungen, Asthma usw. kommt.
- Mit ca. 9 1/3 Jahren (10.Lebensjahr), wenn das rhythmische System von Herz und Lunge herangereift ist, verstärkt intellektuelle Kräfte und individuelle Gefühle (zweite Ich-Geburt). Kinder sind stärker in sich gekehrt und etwas träumerisch, aber auch aggressiv gegenüber Eltern und Lehrern.
- Mit ca. 11 2/3 Jahren (12.Lebensjahr) bekundet sich zum erstenmal ein selbständiges, objektives Interesse an der Welt.
- Mit ca. 14 Jahren Eintreten der Geschlechtsreife.

Normale strukturelle Entwicklung:

Struktur	Alter
Oberes Sprunggelenk verknöchert → Calcaneus lateral	manchmal erst mit 10-12 Jahren
x-Beine (leicht) Knochenwachstum mehr lateral	2,5-8 Jahre
leichte Knieüberstreckung	zwischen 6-10 Jahren
normale WS-Krümmung	mit 6-10 J. mehr HWS- als LWS-Lordose
Occiput besteht aus 4 Teilen (dazwischen Knorpel)	bis 8 Jahren

Tests, ob **x-Bein und Senkfuß (inkl. lateralem Calcaneus) normal oder strukturell** sind: siehe S. 165

Strukturelle Probleme bei Kindern von 8-16 Jahren (Medizin. Untersuchung im Saarland 2003 an 300 Kindern):

- Iliopsoas deutlich verkürzt: 84 %
- Ischiocruale Muskulatur verkürzt: 30,3 %
- Skoliose: 14,8 %
- M. Quadriceps verkürzt: 11 %

(Je älter die Kinder, desto mehr Verkürzungen und desto schlechtere Körperhaltung.)

Von den 6-12 Jahre alten Schülern in Deutschland leiden 27% an **Kreuzschmerzen**, ab dem 13.Lebensjahr sind es 50%. (Balagué, 1988).

Zunahme von Bewegungs- und Motorikstörungen: Etwa 30% der 6-10jährigen Kinder in Deutschland fehlt die nötige sensomotorische Koordinationsfähigkeit. Beinahe die Hälfte ist unfähig, auf einem Balken das Gleichgewicht zu halten. Viele können nicht einmal mehr rückwärtsgehen. Der Anstieg von Unfällen in den Grundschulen wird von der „Medical Tribune" auf die mangelnde Koordinationsfähigkeit zurückgeführt. (Quelle: *Der Spiegel* 40/2004)

8-10jährige **Schulkinder sitzen** täglich zwischen 8 und 9 Stunden lang. (Kempf/Fischer, 1991)

Nur 40% aller deutschen Schulkinder haben ihrer Körpergröße entsprechende **Sitzmöbel**. (Kempf/Fischer, 1991)

Gleichgewichtsprobleme im Alter von 7-8 und von 12-13 Jahren sind normal und gehen vorüber. Ursache: Arme und Beine wachsen schneller als der Rest des Körpers.

Handicaps wie eine zusammengesunkene Haltung, ein „tolpatschiger" Gang, ungelenkes Auftreten etc. können bei den Betroffenen - besonders bei Kindern und Jugendlichen - Unsicherheit und Minderwertigkeitsgefühle hervorrufen.

Lernschwierigkeiten, wenn das Kind **Schwierigkeiten** hat, **von einer Gehirnhälfte zur anderen zu wechseln**: Craniosacrale Fluid-Arbeit.

Bei Kindern **ab ca. 11 Jahre Behandlung ohne Anwesenheit der Eltern**, weil Kinder sich in ihrer Anwesenheit anders verhalten.

Jugendliche (14-21 Jahre)

Charakterisierung der Altersstufe:

- Geschlechtsorgane und Muskulatur entwickeln sich. Mit seinem Stoffwechsel (inkl. Sexualität und Fortbewegung) setzt der Jugendliche sich geistig mit der Umwelt auseinander und tritt willensmäßig der Welt gegenüber.
- Die intellektuellen Kräfte treten hervor, aber auch persönliche und emotionale Elemente (3.Ich-Geburt). Spannung zwischen dem Erwachen der Sexualtriebe und hohen Idealen. Jungen-Mädchen Thema und Rebellion sind die Begleiterscheinungen dieser Spannungen. Denken, Fühlen und Wollen klaffen auseinander.
- Manche tendieren in ihrer Rebellion Richtung Denken (Philosophie, Grübeln), manche Richtung Gefühl (Musik, Dichtung, Drogen) und manche Richtung Willen (Aktivität in der Welt). Suche nach Wahrheit und Authentizität.

Gesichtspunkte der Behandlung:

- **Vorpubertät und Pubertät** sind Zeiten großer biochemischer und seelischer Veränderungen. Behandlung bedeutet u.U. eine Überlastung. Auf der anderen Seite kann die Strukturelle Integration für sie gerade in diesen Zeiten sehr unterstützend sein.
- **Fehlende Motivation während der Pubertät:** verschiedene Sitzpositionen in ihrer Auswirkung auf Atmung mit geschlossenen Augen spüren lassen.
- **Mobilität und Durchlässigkeit** von Bewegung sind wichtiger als gute Haltung.
- Gerade bei Jugendlichen ist es wichtig, dass der **Behandler** den eigenen Standpunkt offen und ehrlich vertritt, dass er sich nicht um unangenehme/kritische Situationen/Körperregionen herummogelt.

IV. Krankheiten, Probleme und Symptome

Aufmerksamkeitsstörung, Hyperkinetische Kinder

ADS (Aufmerksamkeitsdefizit) und ADHS (Aufmerksamkeitsdefizit plus Hyperkinetik):

„Aufmerksamkeitsgestörte Kinder ohne Hyperaktivität" (ADS) ist der Diagnosebegriff für Kinder, die kontaktgestört und verlangsamt in ihrer Entwicklung sind, wenig reden, scheu sind und sich dem sozialen Prozess entziehen. Der Kinder- und Jugendtherapeut Henning Köhler sagt aus Erfahrung, diese Kinder verfügten über eine hohe introspektive Intelligenz und können sich sehr stark in andere Menschen einfühlen. Nur – durch ihre Schüchternheit kommt das kaum heraus und sie landen oft als minderbegabt auf der Sonderschule.

„Meiner Meinung nach ist **ADHS** ein Konstrukt. Alles, was man darunter subsumiert, lässt sich auch anders erklären und zwar viel besser. Einige Beispiele: Vegetative Befindlichkeitsstörungen mit gesteigerter Reaktionsbildung - in der medizinischen Literatur seit jeher bekannt. Die Symptomliste entspricht verblüffend genau derjenigen von ADHS. Dasselbe gilt für Konzentrations- und Unruhezustände infolge von Allergien - die Übergänge zur vegetativen Labilität sind fließend. Oder ganz einfach für das, was Stressforscher beschreiben. Kinder im Stress benehmen sich haargenau wie so genannte ADS-Kinder und auch in der Hirnchemie findet man Veränderungen, die natürlich nicht die Ursache, sondern eine Begleiterscheinung sind.

Ein weiteres großes Problem sehe ich darin, dass zunehmend auch Verhaltensauffälligkeiten infolge von belastenden Lebensumständen oder traumatischen Erlebnissen, Misshandlungen oder Vernachlässigung mit ADS verwechselt werden. Einen gewissen Anteil macht auch das frühkindliche exogene Psychosyndrom aus (minimale Hirnschädigung durch Sauerstoffmangel bei der Geburt oder andere Komplikationen). Und viele Kinder laufen mit ADS-Diagnose herum, weil sie in der Schule und den heutigen beengenden Lebensverhältnissen total frustriert sind, weil man ihre Begabungen nicht erkennt und ihre Bedürfnisse nicht berücksichtigt. Weil sie so, wie sie sind, unerwünscht sind.

Man muss schon sagen, dass die Kinder heute unter sehr schwierigen Lebensbedingungen aufwachsen. Die gesellschaftliche Entwicklung wird in eine Richtung vorangetrieben, die für Kinder ziemlich deprimierend ist. Die Kommerzialisierung und Technisierung aller Lebensbereiche, die Macht der Medien und der Unterhaltungsindustrie, die zunehmende soziale Kälte, die Entfremdung von der Natur, die Vergiftung der Umwelt, keine Ahnung, wohin das noch führen wird. Zu einer Welt, in der sich Kinder heimisch fühlen, jedenfalls nicht. Sie stehen heute alle mehr oder weniger unter Stress. Sie wissen nicht, wo sie spielen sollen. Sie haben keine Bewegungsräume. Ihr Leben ist begradigt und überkontrolliert. Sie haben gestresste und frustrierte Eltern neben sich. Ihre kleinen Organismen werden täglich mit Giften bombardiert. Und bei alledem sollen sie schön brav, fleißig und konzentriert sein!

Was **ADS** im Speziellen betrifft, so bin ich sicher, dass sich ein ganz anderes Bild ergeben würde, wenn man die Erkenntnisse von Stressforschern, Umweltmedizinern, Sozialpsychologen und Bewusstseinsforschern miteinbeziehen, also stärker interdisziplinär arbeiten würde. Stattdessen ziehen die Neurologen ihr einsames Ding durch. Das kann nichts werden!"

Interview mit Henning Köhler in Info 3, 2002

J.Bauer, Das Gedächtnis des Körpers, S. 141 f und R.Steiner, GA 307 und 310

Aus raschem Lauf das Kind plötzlich in ein festes, aufrechtes Stillstehen übergehen lassen. (R.Steiner, GA 277, S.21)

Autismus

Mangel an Orientierung. Das erste Symptom des Autismus ist die Unfähigkeit, auf etwa zu zeigen.

Autistische Kinder zeigen als Babys **abnorme Bewegungsmuster** (beim Drehen, Sich Aufsetzen, Krabbeln und später beim Gehen). U.U. kann frühe Korrektur autistischen Kindern helfen.

In seltenen Fällen kommt es vor, dass bei Kindern fälschlicherweise Autismus diagnostiziert wird, obwohl in Wirklichkeit ein Fall von **Gesichtsblindheit** (siehe S.108) vorliegt.

Behandlung:

- Sehr unterschiedliche Resultate (keine, temporäre, andauernde).
- Kurze Sitzungen.
- Klient nicht anschauen bei der Behandlung (T.Myers).
- Autisten haben einen sehr langsamen cs-Rhythmus.
- Lig. nuchae direkt am Occiput (hilft rechts-links-Balance des Gehirns).
- Os Temporale, Kompression der spheno-basilar-Gelenke cranio-sacral behandeln (siehe unter *Literatur*: Upledger, Lehrbuch der Kraniosakral-Therapie, S.301-303 und Upledger, Somato-Emotional-Release, S.5-9)
- Tiefe Druckmassage hilfreich. Können auch Eltern machen.

Autonomie- und Beziehungsstörungen

Neben dem Schwerkraft-Zentrum des ganzen Körpers, das sich auf der Höhe des 3.Lendenwirbels befindet, gibt es auf der Höhe des 4.Brustwirbels herum ein zweites, oberes Schwerkraft-Zentrum für Kopf, Nacken, Brustkorb, Schultergürtel und Arme. Dieses Zentrum ist gleichzeitig das motorische Zentrum für Arme und Hände. In der Bewegung unterstützen sich unteres und oberes Schwerkraftzentrum wechselseitig. Beispiel: Beim springenden Tänzer gehen zuerst die Arme in Aktion (auf die intendierte Richtung zu), bevor die Füße sich vom Boden abstoßen.

Zu bedenken ist in diesem Zusammenhang, dass die erste Erfahrung der Vertikalen im Leben eines Menschen nicht im Stehen, sondern im Sitzen erfolgt, wenn das Baby am Boden sitzt.

Die Grundgesten der Arme sind Wegstoßen und sich nach etwas ausstrecken. Diese Grundgesten sind von biografischer Bedeutung. Sie werden entwickelt und individuell strukturiert durch den Kontakt mit Eltern/Bezugspersonen während der ersten Lebensjahre. Die seelischen Themen sind: Unterstützung bekommen durch sich ausstrecken nach (Halten und Gehaltenwerden) und Autonomie erwerben durch Wegstoßen (Absondern).

Als Konsequenz gestörter Entwicklung können die Grenzen zu schwach oder zu stark sein. Im Fall der Grenzschwäche ist der Mensch unfähig, Grenzen zu halten; und zwar in seinem Ausdruck ebenso wie durch den Eindrücke, die er von anderen empfängt. Im

Falle zu starker Grenzen ist der Mensch unfähig Kontakt aufzunehmen oder sich von außen „berühren" zu lassen.

Eine andere Dimension gestörter Entwicklung ist es, wenn das Kind resigniert hat im Hinblick darauf, Unterstützung und Körperkontakt durch seine nächsten Bezugspersonen zu bekommen.

Diese Probleme zu starker oder zu schwacher Grenzen können im Prozess der Strukturellen Integration durch manuelle und Bewegungs-Arbeit mit der Verbindung der Arme vom und zum Brustkorb, vom und zum Herzen hin bearbeitet werden. Auch die Verbindung zum Boden als Ausdruck des Stehenkönnens auf den eigenen Füßen spielt eine Rolle, insoweit die eigene Autonomie des Kindes/Jugendlichen gestärkt werden soll.

Bein- und Fußprobleme

Ein Bein kürzer: Weichen Wollstrumpf an kürzerem Bein tragen nachts. Bein wächst dann signifikant schneller.

Bei **Torsion zwischen Ober- und Unterschenkel**: eventuell liegt Skoliose vor oder ein Craniumproblem.

Plattfüße:
Verdickte Fußknöchel. Ursache: schwache Peronei.
Wenn sich während des Prozesses struktureller Integration der Körperbau wandelt, geht dies manchmal mit dem Ausreifen einer in der Kindheit oder Pubertät steckengebliebenen Entwicklung einher. Der Plattfuß z. B. ist nicht unbedingt ein - ursprünglich intaktes – zusammengesunkenes Fußgewölbe, es handelt sich oft vielmehr um einen nicht zur Gewölbebildung entwickelten Kinderfuß. Der Senkfuß ist ja für die Wachstumsphase des Kindes, in der es noch nicht laufen kann, normal. In dieser Phase ist so mancher Fuß stehengeblieben. Strukturelle Integration kann die Entwicklung eventuell wieder in Gang bringen, auch wenn die Resultate zunächst mehr spür- als sichtbar sind. Denn das Entstehen sichtbar höherer Fußgewölbe braucht längere Zeit.
Keine Einlagen (auch noch für 1 Jahr nach Struktureller Integration), denn sie behindern strukturelle Neuordnung.

Klumpfuß Fuß in Supinations- plus Adduktionsstellung. Spricht nicht so gut auf SI an. Aber: oft sind ISG und a/o-Gelenk blockiert.

Rücken behandeln, bes. LWS-Gegend. Fußvorderseite ist hart und kurz.

Hackenfuß: Fuß ist Richtung Schienbein gebogen

Sichelfuß kann strukturell oder durch knöchernen Fehlwuchs entstehen. Test: Wenn ich Fuß in Normalposition bringen kann, ist es strukturell. Bei strukturellem Sichelfuß: Außengewölbe streichen (Reflexauslösung), Adduktoren, ISG und a/o-Gelenk. Bei Fehlwuchs: OP

Kind geht auf Zehen:

- Das kann sich unter Umständen bis zum 6.Lebensjahr „auswachsen".
- Eventuell ist das Kind ein Zucker-Junkie. Behandlung: Den „Adrenalin-Punkt" (wo Ossi parietales und Occiput sich treffen) für ca. 1 Minute halten (ist schmerzhaft) und beiderseits des Bauchnabels arbeiten.
- Kann ein Zeichen von *taktiler Hypo- oder Hypersensitivität* sein (siehe S.178).
- Das Kind hat das letzte Erdenleben in flüchtiger Weise vollbracht. Ihm viel zum Nachahmen bieten. (R.Steiner)
- Verkürzungen in Beinen bearbeiten (bes. Rückseite) und die LWS behandeln (Hyperlordose).
- Verschiedene Möglichkeiten des Gehens zeigen: auf Zehen (wie eine tanzende Ballerina), auf Fersen (wie ein paradierender Soldat), normal (wie eine Ballerina, die nach dem Auftritt auf dem ganzen Fuß ins Publikum geht).
- Kind soll mit Beinen vom Hinterfuß her gegen die Hand des Behandlers drücken (reach down).
- Es besteht u.U. eine Kompression zwischen Occiput und Os Temporale.
- R.Steiner: GA 307 und 310

Legg-Calvé-Perthes-Krankheit (bestimmte Art der **Muskelatrophie):** siehe S.117

Hüftgelenksdysplasie

Hüftluxation/-dysplasie mit Steilstellung des Oberschenkelhalses. Meist bei Mädchen. Meist einseitig. Nach Steißlage.

Zeichen:
- einseitige Hüft-Abspreizhemmung
- Glutealfaltendifferenz
- einseitig verzogene Vulva
- Asymmetrie der Beckenkonturen, reversible Oberschenkellängendifferenz (d.h. ein sonst kürzeres Bein ist gleichlang oder ein sonst gleichlanges Bein ist länger)

Strukturelle Gesichtspunkte:
- Adduktoren tragen dazu bei und können bearbeitet werden.
- ISG häufig blockiert.
- Die Steilstellung führt <u>nicht</u> zu x-Bein.
- Bei einseitiger Dysplasie: Die Steilstellung verlängert das Bein gegenüber dem anderen (→ Beckenschiefstand). Falls das Bein sonst kürzer wäre, ist es durch die Steilstellung gleich lang wie das andere.

Steilstellung des Femurhalses kommt auch vor ohne Fehlbildung der Hüftgelenkspfanne.

Kinderlähmung (Poliomyelitis)

Bei milder Form kann SI behilflich sein.

siehe *Spastische Hirnlähmung* (S.177) und *Post-Polio-Syndrom* (S.125 f.)

Legasthenie

Raumorientierungsunterstützung hilfreich.

Der Kinder- und Jugendtherapeut Henning Köhler sagt: „Meiner Erfahrung nach sind ein großer Anteil der sogenannten Legastheniker Kinder, die erst um das 10.Lebensjahr bereit sind, die Kulturtechniken (Lesen und Schreiben) wirklich zu lernen. Wenn sie bis dahin nicht vollständig traumatisiert sind im Hinblick auf Lesen und Schreiben, kommt der Durchbruch noch bei mindestens 60% der sogenannten Legastheniker, wenn man sie auf der Phantasieseite, auf der Kreativitätsseite, im manuellen Bereich, im sozialen, auf der Erlebnisseite so ansprechen würde, dass sie wirklich erfüllt wären, wirklich das Gefühl hätten, für das Leben zu lernen."

Bei den anderen liegen tatsächlich, so Köhler, Defizite in der Feinmotorik und der Koordinationsfähigkeit vor. Einem solchen Kind muss man helfen, „dass es zunächst einmal sicherer mit seinen Händen, mit seinem Leib umgehen kann, dass es sich besser im Gleichgewicht findet."

Interview mit Henning Köhler in Info 3, 2002

Legg-Calvé-Perthes-Krankheit

Degeneration des proximalen Endes der Tibia bei Jungen im Alter von 6-14 Jahren. Knochenwachstum der Tibia wird dadurch behindert. Kann chronisch werden und auch bei anderen Knochen auftreten (z.B. Femur: Veränderung der Gelenkpfanne mit Kompression des Hüftgelenks und der Beckenhälfte). Schmerzhaft. Schulmedizin: Traktion für ein Jahr oder OP.

SI kann u.U. die Degeneration stoppen und das Knochenwachstum wieder in Gang bringen. Wichtig dabei ist die Dekompression betroffener Gelenke und Segmente sowie die Arbeit in angrenzenden Körperzonen.

Schräglagensyndrom bei Säuglingen **(KISS-Syndrom)**

Symptome:

- Rumpfskoliose
- Schiefhals
- Schädelasymmetrie
- Gesichtsskoliose
- Beckenasymmetrie
- Atlanto-occipitale und ISG-Blockierungen pränatalen oder natalen Ursprungs. Oft begleitet von Dysfunktionen am Übergang HWS-BWS (inkl. 1. und 2.Rippe) sowie am lumbodorsalen Übergang.
- abnorme kinesiologische Reaktionen

Typische palpatorische Zeichen:

- Sulzige oder schwammige Verdickung des Gewebes über dem Querfortsatz der blockierten Atlasseite (scheinbare laterale Verschiebung des Atlas)
- Dysplasieähnliche Zeichen: einseitige Hüft-Abspreizhemmung, Glutealfaltendifferenz, Asymmetrie der Beckenkonturen, (reversible) Oberschenkellängendifferenz, einseitig verzogene Vulva.

Spastische Hirnlähmung (Cerebral palsy)

Spastische **motorische Störung** durch vorgeburtlichen Hirnschaden oder durch zu wenig Sauerstoff während Geburt.

Test bei Verdacht auf Spastik: Unterschenkelvorderseite und Fußsohlen beklopfen. Spastische Bewegungen?

Normale Nervenimpulse sind oft vorhanden, aber scheinen eingeschränkt zu werden durch **Bindegewebsrestriktionen**.

In leichten Fällen kann SI helfen.

Arbeitsweise:

- ½ Std. 2x pro Woche
- Meist harter Core. Sehnen nur in schlaff liegendem Zustand bearbeiten (zur Vermeidung des Eigenreflexes).
- Nacken
- Stretchreflexe der Antagonisten ermuntern (mit Zahnbürste); auch als Hausaufgabe geben
- Mit Brettchen unter dem Fuß Kontakt aufnehmen lassen. Schrittweise (ein Zeh, zwei Zehen,..., ganzer Fuß).
- **Spastische Faust**: bohrend das 4.Schwimmhäutchen (zwischen Ring- und kleinem Finger) mit Daumen und Zeigefinger kräftig zusammendrücken. Danach Handfläche dehnen. Dasselbe bei 2.Schwimmhäutchen machen (zwischen Zeige- und Mittelfinger).
- Os frontale und lateral strain des Spheno-basilar-Gelenks craniosacral behandeln

Taktile Hypo- und Hypersensibilität

Beides kann bei ein und demselben Kind auftreten.

Symptome bei **Hypersensibilität**: Berührungsvermeidung, Aversion gegen Strümpfe, Schuhe, Gürtel und Schals; Vorliebe für weite Kleidung, Abneigung gegen zu lange Ärmel oder Hosen, Abneigung gegen Fingerfarben und Knetmasse.

Symptome bei **Hyposensibilität**: Sehnen danach, Widerstand zu spüren und von den Eltern gedrückt zu werden. Betroffene rennen ständig in Leute oder Gegenstände hinein.

Hilfreich: Hautbürsten, tiefe Druckbehandlung.

Trauma

Siehe J.Bauer, Das Gedächtnis des Körpers, S.191-195

Traumaursachen können sein**:**
- Intrauterine Vergiftung
- Kaiserschnitt-Geburt (zu schnelle Dekompression und es fehlt die erste ausgedehnte Stimulation des Körpers)
- Sauerstoff-Mangel (Geburt, Ertrinken)
- Ätherbetäubung
- Vergiftung
- Angriff durch Tiere, Räuber usw.
- Zeuge eines Horror-Szenarios
- Sexueller Missbrauch
- Naturkatastrophe (Erdbeben, Feuer usw.)
- Sturz (bes. von großen Höhen mit schneller Geschwindigkeit)
- Verletzungen (besonders mit Blutverlust)
- Operationen
- Krankheit (besonders mit hohem Fieber)
- Krankenhausaufenthalt (Immobilisation, Trennung, Tod usw.)
- Verlust oder Tod eines geliebten Menschen
- Unvollendete biologische und seelische Prozesse
- medizinische Behandlungsmaßnahmen (Operation, mit Gurten festgebunden sein, Narkose in verängstigtem Zustand, unsensibles Fiebermessen oder Verabreichen eines Klistiers). Eltern

sollten bei ihren Kindern bleiben; mit Behandlung warten, bis Kind sich beruhigt hat.

Anzeichen für Trauma bei Kindern können sein:

- Hartnäckige Kontrolle von Vorgängen
- Regression
- Unkontrollierte Wutanfälle
- Hyperaktivität
- Schreckhaftigkeit
- Wiederholte Alpträume oder wiederholtes nächtliches Aufwachen, Umsichschlagen im Schlaf
- Bettnässen
- Vergesslichkeit, Konzentrationsunfähigkeit
- Streitsucht oder totaler Rückzug
- Ängstlichkeit
- Starke Anhänglichkeit
- Körperliche Beschwerden unbekannten Ursprungs

Um **herauszufinden, ob ein ungewöhnliches Verhalten des Kindes eine traumatische Reaktion ist**, kann man die in Betracht kommende Episode erwähnen und das Verhalten des Kindes beobachten. Wenn das Kind mit starker Abneigung oder Erregung oder ängstlichem ununterbrochenen Reden reagiert, dann war es ein Trauma.

Arbeitsweise:

- Grenzen in bezug auf den Rahmen der Arbeit setzen (Vereinbarungen etc.)
- Schwerpunkt: Integration (entsprechende Bewegung, Tracking, Becken Lift usw.)
- Behandler sollte präsent und aufmerksam sein. Wenn er unsicher ist oder ängstlich, sollte er einfach <u>mit</u> dem Kind/Jugendlichen SEIN und warten.
- Kind in unterstützender Weise halten, Hände sollten die Botschaft übermitteln: du bist nicht allein.
- Wenn Kind/Jugendlicher desorientiert ist, benommen oder außer sich, dann seine Wahrnehmung in das Hier und Jetzt bringen:
  - Bitten, die Umgebung anzusehen.

- Augenkontakt mit Kind/Jugendlichem aufnehmen („Welche Farbe haben meine Augen?")
- Stehendes Tracking
- Vitamin C

• Breite Striche im Übergang vom Nacken zum Rückens, während das Kind/der Jugendliche sitzt und guten Bodenkontakt mit seinen Füßen hat (Gegendruck vom Boden her gegen Hände der Behandlerin). Während der Manipulation beugt Person Kopf langsam vor und richtet ihn wieder auf.
• Generelle Art der Berührung:
  - Behandler sollte als Person nicht mit der Person des Heranwachsenden verschmelzen.
  - Sympathische Stimulierung: kraftvoll ins Gewebe und wieder hinaus.
  - Parasympathische Stimulierung: schmelzend und mit gleichbleibendem Druck langsam ins Gewebe
  - Wenn Muskeln traumatisch steif sind: tiefe, feste Stimulation.
  - Wenn Muskeln sich wie Wachs anfühlen: leichte Stimulierung der Oberflächenfaszien (z.B. das Gewebe halten und abheben/zupfen)
• Nackenarbeit („weckt auf")
• Wenn Kind im präverbalen Alter traumatische Erfahrung gemacht hat, bei der keine Abrundung der Situation zustande kam, kann die Lösung des traumatisierenden Ablaufs spielerisch nachgeholt werden. Z.B. Fallen ins Wasser: oft das Spiel „Fallen lassen und Auffangen" spielen, wobei der Fall sehr verlangsamt wird, sodass Integration geschehen kann.
• „Titrieren":
  - Durch Lenken der Aufmerksamkeit auf Empfindungen, Gefühle, Bilder und Bewegungen der Person. Dem Wahrnehmungsprozess durch Fragen folgen. (siehe *Literatur*: Eugene Gendlin: Focusing)
    Beispiele: „Wo in deinem Körper kannst du fühlen, dass..."; „Wenn du ... wahrnimmst, wie ist das für dich?"; Wie groß / wie tief ist dieses Loch/dieser Schmerz in deinem Körper?"; „Welche Farbe / Größe hat dieser Klumpen im Bauch?". Nach einer Weile: „Und was nimmst du jetzt gerade wahr?"
  - Durch „Unwinding"

- Dem Atmen durch Umfassen des Unterarms folgen (sanft drücken beim Einatmen, locker lassen beim Ausatmen).
- Kind/Jugendliche atmet in die Gegend zwischen ihren Schulterblättern. Dies hilft, nicht in Gefühlen zu ertrinken, stärkt die Autonomie des Ich.
- Das Kind/den Jugendlichen Grenzen fühlen lassen:
  - Kind sitzt zusammengekauert mit dem Rücken an der Wand, Arme um seine Knie geschlungen. Während des Einatmens drückt es sich gegen die Wand und gegen den Boden; während des Ausatmens läßt es los.
  - Behandlerin bildet mit ihren Händen einen sicheren „Container" um den Körper des Kindes. Eventuell in Fötushaltung auf der Seite liegen lassen.
  - Kind drückt sanft mit Füßen oder Händen gegen den Widerstand der Hände des Behandlers oder gegen die Wand.

Empfehlungen für erste Hilfe bei Unfällen und Stürzen:
Kinder werden oft Ereignisse traumatisiert, die Erwachsenen als harmlos erscheinen. Außerdem können Kinder die Anzeichen einer traumatischen Reaktion oft gut verbergen und zeigen, wie „tapfer" sie sind; was häufig durch Erwachsene noch ermutigt wird. Anzeichen eines Schockzustands: glasiger Blick, bleiche Hautfarbe, schnelle und flache Atmung, Zittern, Desorientiertheit, das Gefühl irgendwoanders zu sein. Hier einige Hinweise, die Behandler an Eltern weitergeben können:

1. Kümmern Sie sich um Ihre eigenen seelisch-körperlichen Reaktionen. (Übertragung, da Kinder sehr sensibel sind für die elterlichen Empfindungen).
2. Beruhigen Sie das Kind. Evtll. tragen und wärmen
3. Fordern Sie das Kind auf (notfalls darauf bestehen), dass es sich genügend Zeit nimmt, an einem sicheren Ort auszuruhen. Körperberührung ja, aber nicht Bewegung einengend.
4. Wenn die Benommenheit des Blicks allmählich abklingt, lenken Sie die Aufmerksamkeit des Kindes vorsichtig auf seine Empfindungen („Was spürst du in deinem Körper?"). Auf Reaktion warten. „Wo spürst du das schlechte Gefühl?" „Wie fühlt es sich in deinem Bauch....an?" Nach Ort, Größe, Farbe, Gewicht u.a. Charakteristika des Unbehagens fragen. Danach das Kind sanft zum gegenwärtigen Augenblick zurückführen: „Wie fühlt sich die Beule....jetzt an?". Zwischen den Fragen jeweils einen Augenblick schweigend vergehen lassen = Zeit Reaktionszyklen zum

Abschluss zu bringen. Zeichen eines Zyklusendes: tiefer, entspannter Atemzug, Nachlassen des Zitterns oder Weinens, Sichstrecken, Lächeln, Herstellen oder Abbrechen eines Blickkontakts, Orientierungsreaktion. Weitere Zyklen können folgen.
5. Zunächst kein Gespräch über den Unfall beginnen.
6. Bestätigen Sie die physischen Reaktionen des Kindes.
7. Kümmern Sie sich später auch um die emotionalen Reaktionen des Kindes. Jetzt erst über den Unfall und die Gefühle sprechen, Rollenspiel, Zeichnungen.

Wachstumsstörungen

Wachstumsschmerzen: Sie entstehen, weil das Knochenwachstum schneller ist, als das Periost sich anpassen kann. Myofasziale Arbeit ist hilfreich. Homöopathische Mittel: Calcium phosphoricum D12 oder C30 oder Schüsseler Salz: Calcium phosphoricum.

Wachstumsstörung (Hypophyse): Os sphenoid craniosacral

Verhärtete Muskulatur während Wachstumsschüben ist normal. Ursache: Die Knochen wachsen schneller als das umgebende Gewebe und die Muskeln müssen kompensierend stabilisieren.

Kortison führt bei längerer oder häufiger Einnahme zu Wachstumsstörungen.
SI kann Energiefluss durchs Gewebe wiederherstellen, indem ich SE und strukturelle Arbeit verbinde (Titration plus behutsam durch die Schichten hindurch arbeiten).

Siehe R.Steiner, GA 307 und 310

Zahnstellung und Biss

Wie neuere Studien zeigen, liegen die bisherigen Langzeiterfolge bei Korrekturen der Zahnstellungen durch Zahnspangen bei lediglich ca. 20%, über einen Zeitraum von 30 Jahren gesehen.

Gravierender ist jedoch, dass Spangen, die die beiden Oberkieferknochen fest miteinander verbinden, die subtile Beweglichkeit dieser Knochen einschränken, was häufig zu vegetativen Dysfunktionen und zu Kopfschmerzen bzw. Migräne führt. *Festinstallierte*

Spangen können außerdem eine bestehende Skoliose verschlechtern. Dysfunktionen im Bereich des Kiefergelenks selbst können ebenfalls Spätfolgen einer derartigen Behandlung sein. Das Gebiss ist zudem wesentlicher Teil der Feinsteuerung von Kau- und Halsmuskulatur und hat auch eine Orientierungsfunktion für das Wachstum des Gesichtsschädels. Zahnkorrekturen sollten nur durchgeführt werden, falls sie unbedingt notwendig sind, und unter Verwendung nicht fest montierter Spangen (z.B. Crozat-App.).

Eine Korrektur von Biss und Zahnstellung ist meistens kein rein lokales Problem. Während des ganzen Lebens ändern sich die Zahnstellung, der Gesichtsschädel und die Schädelbasis. Sie passen sich langsam der Haltungsbelastung von Körper und Kopf an. Der Biss ist immer auch Ausdruck der Dynamik und Statik des gesamten Körpers. So sind Seitabweichungen beim Öffnen des Unterkiefers meist bedingt durch die Gesamtsituation des Körpers. Es ist meist viel sinnvoller, mit Behandlungsformen der Strukturellen Integration und der Osteopathie Fehlformen entgegenzusteuern bzw. sie zu korrigieren. Auch Sprachförderung ist wichtig.

Siehe: Buch von I.Broich im Literaturverzeichnis

V. Literatur

Hans Georg Brecklinghaus, Rolfing – Strukturelle Integration. Was die Methode kann, wie sie wirkt und wem sie hilft, Lebenshaus Verlag, Gundelfingen 2004

Hans Georg Brecklinghaus, Rolfing – Strukturelle Integration für Kinder und Jugendliche, Lebenshaus Verlag, Gundelfingen 2005

Briah Anson, Rolfing. Stories of personal empowerment, Heartland Personal Growth Press, Kansas City (Missouri, USA) 1991

J.E. Upledger und *J.D. Vedevoogd*, Lehrbuch der Kraniosakral-Therapie, Haug, Heidelberg 1991

Emmi Pikler, Lasst mir Zeit. Die selbständige Bewegungsentwicklung des Kindes bis zum freien Gehen, Pflaum Verlag, München 1988

Ashley Montagu, Körperkontakt. Die Bedeutung der Haut für die Entwicklung des Menschen, Klett Cotta, Stuttgart 1984

Ingvo Broich, Sprache – Körpersprache – Grundfunktionen. Neue Wege in Pädagogik, Sprachheilkunde, Logopädie, Kieferorthopädie und Physiotherapie, Centaurus Verlag, Herbolzheim 2007

Samy Molcho, Körpersprache der Kinder, Goldmann, München 1999

Ronald D. Davis, Legasthenie als Talentsignal. Lernchance durch kreatives Lesen, Knaur, München 1994

Michael Stellmann und *Wolfgang Warner*, Die ersten sieben Lebensjahre. Das Kind von der Geburt bis zur Schulreife, Verlag Freies Geistesleben, Stuttgart

Michael Stellmann, Kinderkrankheiten natürlich behandeln, Gräfe und Unzer, München 2001

Norbert Enders, Das „homöopathische" Kind, Haug Verlag, Heidelberg 1994

Henning Köhler, Vom Wunder des Kindseins, Verlag Freies Geistesleben, Stuttgart 2003

Henning Köhler, Schwierige Kinder gibt es nicht. Plädoyer für eine Umwandlung des pädagogischen Denkens, Verlag Freies Geistesleben, Stuttgart 2001

Henning Köhler, Jugend im Zwiespalt. Eine Psychologie der Pubertät für Eltern und Erzieher, Verlag Freies Geistesleben, Stuttgart 1999

Rudolf Steiner, Eurythmie. Die Offenbarung der sprechenden Seele (GA 277), Rudolf Steiner Verlag, Dornach 1999

Rudolf Steiner, Gegenwärtiges Geistesleben und Erziehung (GA 307), Rudolf Steiner Verlag, Dornach 1998

Rudolf Steiner, Der pädagogische Wert der Menschenerkenntnis (GA 310), Rudolf Steiner Verlag, Dornach 1999

Eugene T. Gendlin, Focusing. Technik der Selbsthilfe bei der Lösung persönlicher Probleme, Otto Müller Verlag, Salzburg 1981

Ingrid Schumacher, Ruhe für Kinderseelen. Autogenes Training, Yoga, Meditationen für und mit Kindern, Friedmann & Pöllinger, 2002

Ulrike Petermann, Entspannungstechniken für Kinder und Jugendliche, Beltz Verlag, Weinheim 2004

S.Friedrich und *V.Friebel*, Entspannung für Kinder, rororo, Reinbek 2002

Notizen

Notizen

Notizen

Notizen

Notizen

Notizen

Weitere Bücher des Autors

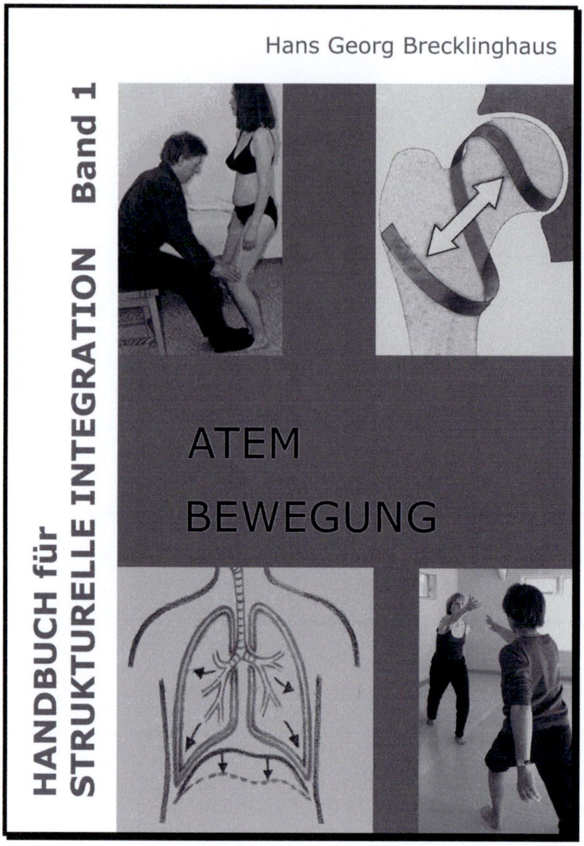

Hans Georg Brecklinghaus

Handbuch für Strukturelle Integration – Band 1

Atem, Bewegung

324 S., 150 Abb., 32,- €

ISBN 978-3-932803-10-9

Lebenshaus Verlag

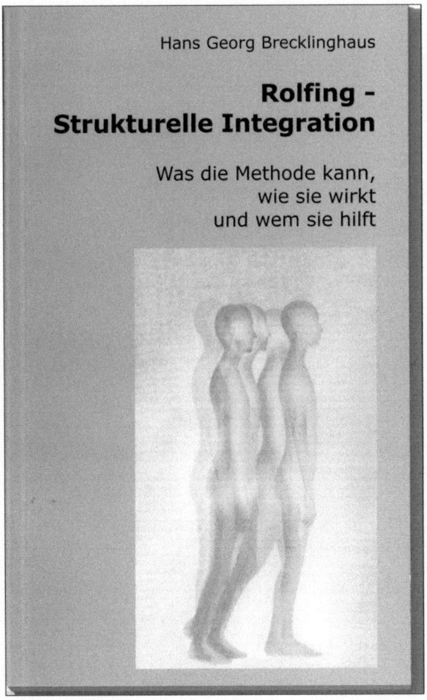
Hans Georg Brecklinghaus
Rolfing -
Strukturelle Integration
Was die Methode kann,
wie sie wirkt
und wem sie hilft

Weitere Bücher des Autors

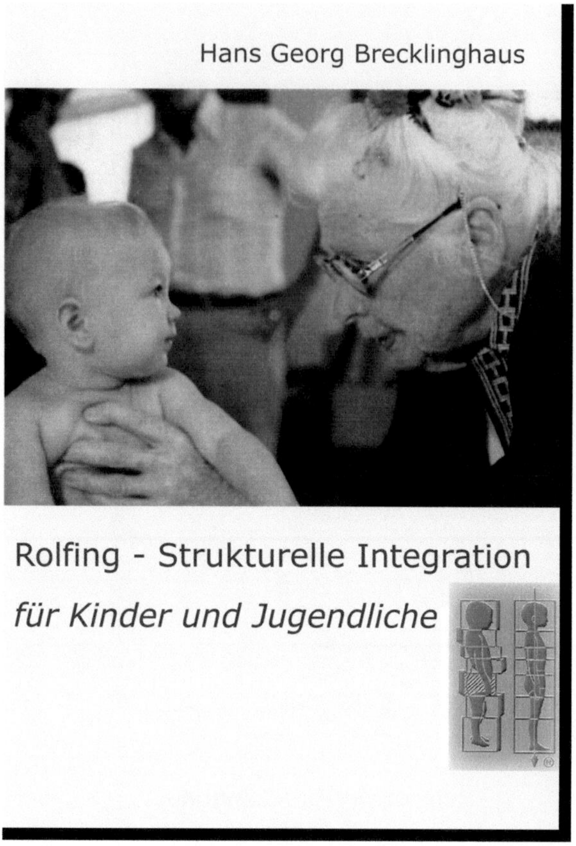

Hans Georg Brecklinghaus

Rolfing - Strukturelle Integration

für Kinder und Jugendliche

174 S., 36 Abb., 14,- €
ISBN 978-3-932803-08-6
Lebenshaus Verlag

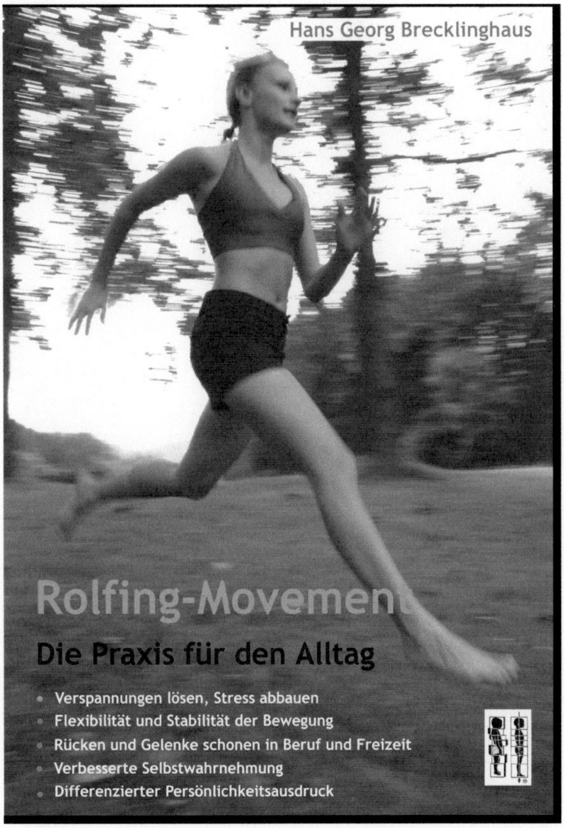
Hans Georg Brecklinghaus
Rolfing-Movement
Die Praxis für den Alltag
Verspannungen lösen, Stress abbauen
Flexibilität und Stabilität der Bewegung
Rücken und Gelenke schonen in Beruf und Freizeit
Verbesserte Selbstwahrnehmung
Differenzierter Persönlichkeitsausdruck

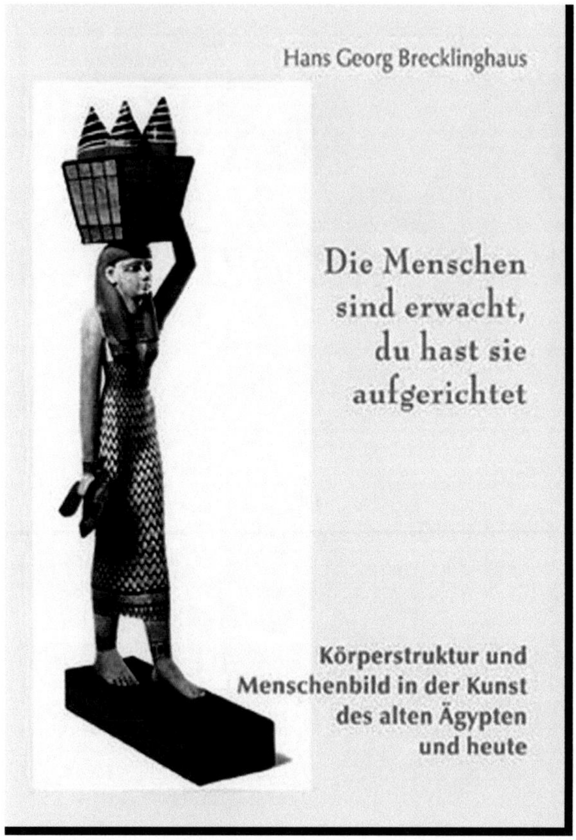

Hans Georg Brecklinghaus

Die Menschen sind erwacht, du hast sie aufgerichtet

Körperstruktur und Menschenbild in der Kunst des alten Ägypten und heute

376 S., 109 Abb., 24,- €

ISBN 978-3-932803-05-5

Lebenshaus Verlag